肠道顺，一切顺

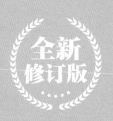

全新修订版

U0281228

协和专家教你
排肠毒、不便秘、不发胖

陈伟 / 主编

北京协和医院临床营养科主任医师
博士生导师、博士后导师

电子工业出版社
Publishing House of Electronics Industry
北京 · BEIJING

图书在版编目（CIP）数据

肠道顺，一切顺：协和专家教你排肠毒、不便秘、不发胖：全新修订版 / 陈伟
主编 . — 北京：电子工业出版社，2023.9
ISBN 978-7-121-46164-4

Ⅰ . ①肠… Ⅱ . ①陈… Ⅲ . ①肠－保健－基本知识 Ⅳ . ① R574

中国国家版本馆 CIP 数据核字（2023）第 155853 号

责任编辑：周　林
印　　刷：北京瑞禾彩色印刷有限公司
装　　订：北京瑞禾彩色印刷有限公司
出版发行：电子工业出版社
　　　　　北京市海淀区万寿路 173 信箱　　邮编：100036
开　　本：720×1000　　1/16　　印张：11.5　　字数：239 千字
版　　次：2017 年 3 月第 1 版
　　　　　2023 年 9 月第 2 版
印　　次：2025 年 3 月第 7 次印刷
定　　价：59.80 元

凡所购买电子工业出版社图书有缺损问题，请向购买书店调换。若书店
售缺，请与本社发行部联系，联系及邮购电话：(010) 88254888，88258888。

质量投诉请发邮件至 zlts@phei.com.cn，盗版侵权举报请发邮件至
dbqq@phei.com.cn。

本书咨询联系方式：zhoulin@phei.com.cn。

前言

为什么吃进去的食物千奇百怪，排出来的便便却千篇一律？还记得你排出的便便的样子吗？黑色、白色、绿色、红色、油腻、硬粒粒等，不同颜色和形状的便便到底在向我们传递什么健康信息？

还是让我们先看一下便便的生命历程，了解赐予我们"洪荒之力"的消化道是如何工作的吧！

美食→牙齿的研磨→食管的推送→胃的摇摆拌匀→小肠的分解细化→大肠的压榨挤干→便便。

一说到吃喝拉撒，就离不开肠道。肠道可不是一个只会放屁和排便的管道，而是身体健康的"展示镜"，所以，时刻关注肠道情况，有利于身体健康。下面就来说说肠道的那点事儿！

肠道不仅是人体最大的消化器官和排泄器官，而且包括人体 70% 的免疫系统，所以一旦肠道受损，整个免疫系统都会处于崩溃边缘。此外，肠道有自己独立的"大脑"，即使"脑残"了，"肠脑"也能继续控制整个内脏系统的运作。所有器官都需要消耗能量，而只有肠道正常工作才能为身体提供充足的能量，保证身体健康。

跟肠道有关的事儿太多太多了，不仅有趣，而且关系着人体的整体健康状况。一个不好的肠道会让我们感觉沮丧，而一个健康、营养良好的肠道会大大地改善我们的情绪。肠道健康了，生病就会少。走起路来脚下生风，皮肤光滑细腻，身材凹凸有致，都有肠道的功劳。一想到还有肠道这样不求回报地深爱着我们，是不是感觉人生也变得更美好了呢？

本书聚焦大众的高频肠道困扰，参考《中国成人患者肠外肠内营养临床应用指南（2023 版）》《中国居民膳食指南（2022）》《中国食物成分表（第 6 版）》等相关指南，做了全方位的内容提升，知识更丰富，数据更精准，更具可读性和可操作性。此外，随书附赠二维码，扫一扫就可以学习并实践具体的养肠胃方法；养肠胃常见问题以拉页的形式赠送给读者，帮助读者走出误区，科学养肠胃。

话不多说，快来跟着这本新鲜出炉的肠道书，一起开启神奇的肠道之旅吧。

目录

绪论

升级你的"肠"识，
认识人体的第二个"大脑"

PART 1

逆龄、抗过敏、调节免疫，
肠道责任很重大

膳食纤维和维生素，
肠道发挥排毒作用的利器

神奇的"酵素"饮食，
让肠道变得更干净

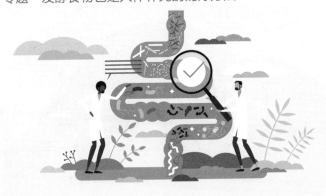

PART 4 肠道菌群决定肠道生命力

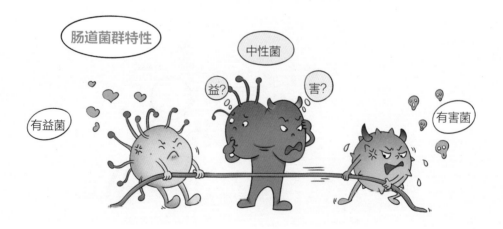

别对便便视而不见，"屁事儿"也是大事儿

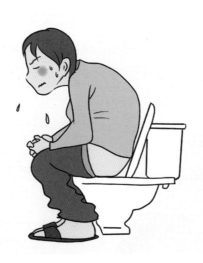

PART 6

清肠道、排"毒素"，动起来吧

对症调养常见肠道疾病，还肠道健康

不同人群养肠胃

升级你的"肠"识，认识人体的第二个"大脑"

一张图读懂：肠道

肠道是人体最大的消化器官和排毒器官，包括小肠、大肠、肛门、肠液和肠道菌群 5 部分。

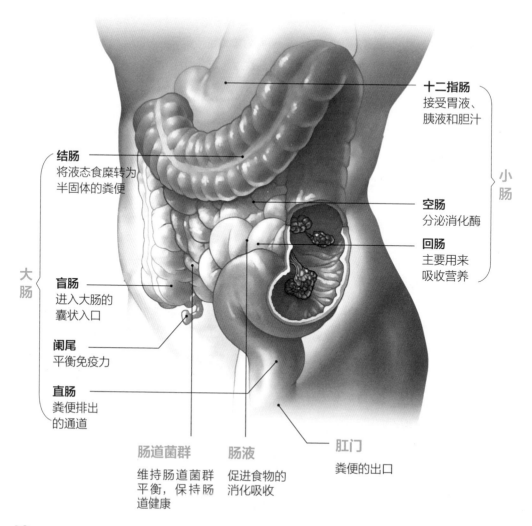

结肠
将液态食糜转为半固体的粪便

盲肠
进入大肠的囊状入口

阑尾
平衡免疫力

直肠
粪便排出的通道

大肠

十二指肠
接受胃液、胰液和胆汁

空肠
分泌消化酶

回肠
主要用来吸收营养

小肠

肠道菌群
维持肠道菌群平衡，保持肠道健康

肠液
促进食物的消化吸收

肛门
粪便的出口

小肠是"营养吸收器"

食物在胃中完成初步消化后，就会进入小肠。食物在小肠内会被消化分解，大部分的营养物质也是通过小肠吸收的，进而被输送到全身各个组织器官，所以小肠被认为是人体的"营养吸收器"。

小肠的构成

小肠由十二指肠、空肠和回肠组成。

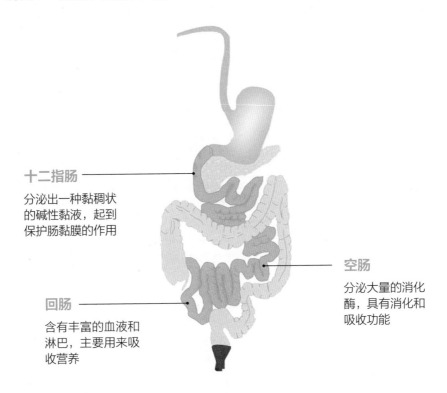

十二指肠
分泌出一种黏稠状的碱性黏液，起到保护肠黏膜的作用

空肠
分泌大量的消化酶，具有消化和吸收功能

回肠
含有丰富的血液和淋巴，主要用来吸收营养

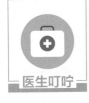

医生叮咛

小肠"喜欢"协同工作

小肠并不是"单打独斗"的，它的工作是在身体其他消化器官的配合下完成的。在肠液、胆汁、胰液等的共同努力下，食物中的淀粉最终消化分解为葡萄糖，蛋白质最终消化水解为氨基酸，脂肪最终分解为甘油和脂肪酸。接下来，各种对身体有益的营养成分会被小肠绒毛上的毛细血管吸收，直接进入血液，而食物残渣、矿物质和部分水分等借助小肠的蠕动被推入大肠，至此，小肠中的消化吸收过程就完成了。

大肠是"残渣的处理厂房"

大肠接受被小肠消化吸收后的食物残渣，再吸收其中多余的水分，分泌黏液，并使食物残渣形成粪便，经过肛门排出体外，所以，大肠也被称为"残渣的处理厂房"。

大肠的构成

大肠由盲肠、阑尾、结肠和直肠组成。

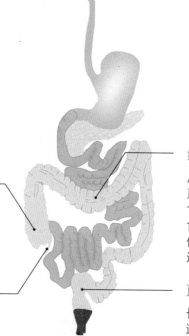

结肠

从回盲括约肌或回盲瓣到直肠和肛门的部分，约1.5米长，一旦消化后的食物进入这里，就表明身体所需营养的吸收过程已进入尾声

盲肠

位于腹部的右下方，是小肠和结肠的连接部位

阑尾

根部比较固定，连于盲肠的后内壁，远端为游离的盲端，位置不固定

直肠

长约12厘米，与肛门相连，在便前和便中是空的

医生叮咛

结肠的结构

结肠是介于盲肠和直肠之间的一段大肠，分为升结肠、横结肠、降结肠和乙状结肠。升结肠是腹部右侧上升的结肠部分；横结肠是结肠最高部分，横于上腹部，在胃的下方；降结肠是腹部左侧的结肠部分；乙状结肠是结肠的末段，连于直肠。

肠液是营养转化的"功臣"

　　肠道能够快速地消化食物，不仅要依靠肠道的蠕动，而且要依靠肠液来完成。肠液包括小肠液和大肠液，但大肠液的主要成分为黏液、碳酸氢盐和少量的酶，对消化意义不大，所以这里只介绍对消化有重要意义的小肠液。小肠液是指小肠黏膜腺分泌的消化液，含有多种酶，能进一步消化食物中的糖类、脂肪、蛋白质等。

小肠液的作用

　　小肠液是由幽门和十二指肠乳头之间的肠黏膜下层内的十二指肠腺，和分布于全部小肠的黏膜层内的小肠腺分泌的。

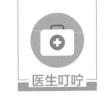

医生叮咛

大肠液的作用

大肠液由大肠黏膜表面的柱状上皮细胞和杯状细胞分泌，pH值为 8.3~8.4，但对消化的作用不大，主要是通过黏液蛋白保护肠壁黏膜和润滑粪便，并帮助粪便成形。

主要成分

碱性黏液、溶菌酶、IgA、IgM、富含碳酸氢离子的分泌液、胰蛋白酶原

- 成人每天分泌量：1.0~3.0 升
- pH 值：7.8~8.0

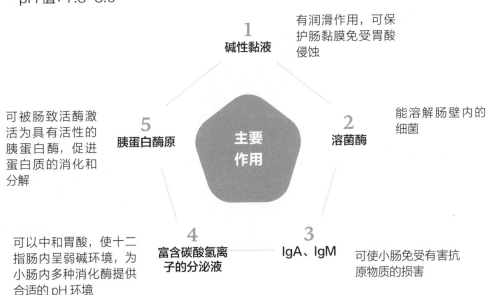

1 碱性黏液
有润滑作用，可保护肠黏膜免受胃酸侵蚀

5 胰蛋白酶原
可被肠致活酶激活为具有活性的胰蛋白酶，促进蛋白质的消化和分解

主要作用

2 溶菌酶
能溶解肠壁内的细菌

4 富含碳酸氢离子的分泌液
可以中和胃酸，使十二指肠内呈弱碱环境，为小肠内多种消化酶提供合适的 pH 环境

3 IgA、IgM
可使小肠免受有害抗原物质的损害

肠道菌群是人体中最奇妙的"生态圈"

肠道菌群是人体肠道内的正常微生物，约有10万亿个细菌，500~1000个不同的种类。在正常情况下，各种细菌处于和平相处的状态，菌群之间维持一定的平衡。但如果这种平衡被打破，就会影响身体健康，进而导致生病。所以，维持肠道菌群的平衡有利于身体健康。

肠道菌群的分类

肠道内数目庞大的菌群，大致可分为三大类：有益菌、有害菌和中性菌。它们按照一定的比例组合，从而相互制约，达到平衡。

肠道菌群的变化

肠道菌群不是一成不变的，它会随着年龄发生变化。

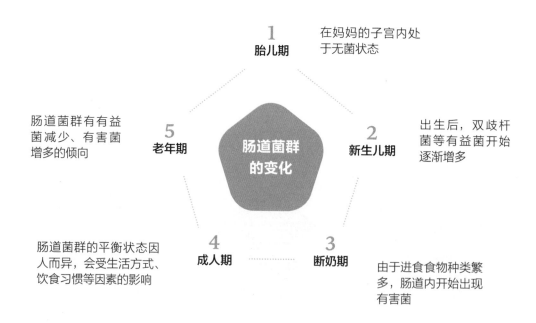

1 胎儿期 在妈妈的子宫内处于无菌状态

2 新生儿期 出生后，双歧杆菌等有益菌开始逐渐增多

3 断奶期 由于进食食物种类繁多，肠道内开始出现有害菌

4 成人期 肠道菌群的平衡状态因人而异，会受生活方式、饮食习惯等因素的影响

5 老年期 肠道菌群有有益菌减少、有害菌增多的倾向

肠道菌群的变化

肠道疾病，能在生活习惯中找到根源

无规律的饮食

不吃早餐、摄入热量超标或暴饮暴食等，都会打乱肠道正常的消化规律，诱发或加重相应的肠道疾病。

以高脂肪食物为饮食重点

过量食用动物性食物可能增加大肠恶性肿瘤的发生率，因为过多的饱和脂肪会促使胆汁分泌加快，而胆汁在进入肠道后，其中的初级胆汁酸在肠道厌氧菌的作用下就会转变成脱氧胆酸及石胆酸，这两种物质均是促癌剂，可能促使肠道黏膜癌变。

压力大

肠道和大脑之间有着密切的联系。当感受到精神上的巨大压力时，肠道就会因紧张而痉挛，从而导致便秘或腹泻等情况。

运动量不足

肠道的前后分别是腹肌和腰大肌，一旦运动量不足，腹部和腰部肌肉就容易衰退。长此以往，容易导致肠道蠕动减慢，甚至影响正常的排便。

有抽烟习惯、饮酒过量

吸烟可使肠道运动功能紊乱，造成蠕动亢进或抑制，加重腹泻或便秘的症状。此外，饮酒过量会导致肠道内有益菌减少，有害菌增多，打乱肠道菌群平衡，诱发肠道疾病。

有熬夜习惯、睡眠常不足

在睡眠中，副交感神经处于优势地位，这让大肠的蠕动变得活跃。如果经常熬夜或睡眠不足的话，就会导致自律神经失调，引发排便异常。

疏于进行详细检查

有些人认为便秘、腹泻不是什么大事，因此错过了治疗重大疾病的绝佳时机。当医生建议做进一步详细检查时，一定要照做。

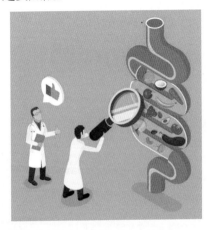

排便是肠内净化的第一步

体内大部分的毒素是通过粪便排出的

小肠里集合了唾液、胃液、十二指肠液、胰液、胆汁和小肠自身所分泌的消化液，负责食物的消化和营养的吸收；大肠主要负责吸收水分，帮助粪便成形，且运往乙状结肠堆积。而大脑必须与胃、肠道等消化器官紧密联系，共同进行排便运动，促使肠内堆积的毒素随着粪便排出，进而保持肠道干净。

体内废物排出的途径

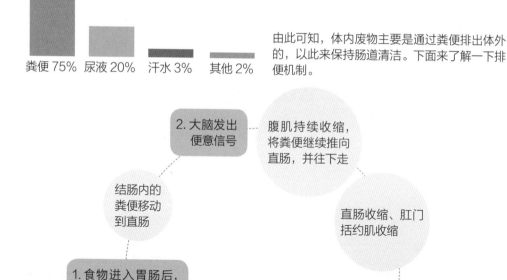

粪便 75%　尿液 20%　汗水 3%　其他 2%

由此可知，体内废物主要是通过粪便排出体外的，以此来保持肠道清洁。下面来了解一下排便机制。

2. 大脑发出便意信号

腹肌持续收缩，将粪便继续推向直肠，并往下走

结肠内的粪便移动到直肠

直肠收缩、肛门括约肌收缩

1. 食物进入胃肠后，结肠整体会进行强烈的收缩运动

3. 粪便会配合肛门括约肌的松弛，从肛门排出体外

进食

将粪便从肛门排出体外

如果上面三个步骤中的任何一个出现问题，那么人都不能正常排便，也就不能保持肠道干净。所以，保证正常的排便是肠内净化的第一步。

大脑和肠道，谁在指挥谁

肠道不仅负责消化吸收食物和排泄废物，而且拥有数不胜数的神经，包括多种身体其他部位没有的特殊神经。唯一可以与之媲美的只有大脑。所以，肠道的神经网络系统也被称为"第二大脑"。

肠道能影响大脑

如果大脑是"中央指挥部"的话，肠道就是它在地方的"外派专员"，通过迷走神经（它穿过横膈膜，从肺和心脏间穿过，紧贴着食管向上，穿过喉咙直达大脑）这条"电话专线"与之连接。

大脑需要足够的信息才能对身体的动向做出全面的判断，但它处于指挥部的位置，与世隔绝。而肠道处于"基层一线"，每天收集大量的信息传递给大脑，但光靠庞大的神经系统还不够，还必须依靠肠道表面的感觉器官。只有这样才能保证大脑做出正确的判断。

压力和肠道是互相牵制的

在肠道和大脑交流的信息中，压力很可能是它们之间最大的阻碍信息。当大脑遇到紧急问题时，会借助一些额外的力量去解决这些问题，而肠道就是首选。大脑通过交感神经通知肠道身体处于紧急状态，需要协助。这时，肠道会通过减少消化所用的能量、减少产生的黏液、减缓肠道系统的血液循环来积极配合。

但这种情况只是暂时的，如果大脑总是给肠道下达这种紧急信号，那么肠道总有受不了的一天，为了避免接受这种没完没了的紧急信号，肠道也会向大脑传输"反抗"的信号，如没有胃口、浑身不舒服、拉肚子等，这些都可能是肠道为了给大脑供给能量，而尽量减少消化所需的能量导致的。

由此可知，大脑和肠道无所谓谁指挥谁，而是互相影响的。

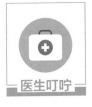

医生叮咛

健康的肠道会改善人的情绪

肠道和大脑的合作始于婴幼儿时期，它们共同构建了婴儿大部分的感官世界，让婴儿对"自我"有了认知。随着婴儿慢慢长大，这种联系越来越紧密。如果肠道出现问题，人就容易情绪低落，而健康的肠道，则会改善人的情绪。

定期检查肠道

定期做肠道检查可以及早发现肠道疾病，抓住治疗的最佳时机。目前，肠道检查主要包括肠镜检查和便常规检查。

肠镜检查

肠镜检查是目前诊断大肠黏膜病变的最佳方法。它是把肠镜循腔由肛门插入直肠、乙状结肠，再依次进入降结肠、横结肠、升结肠到达回盲部，通过安装在肠镜前端的电子摄像探头将结肠黏膜的图像传输到电子计算机处理中心，然后显示于监视器屏幕上。医生可以观察到大肠黏膜的微小变化，这是从黏膜观察结肠病变的检查方法。

哪些人不宜做肠镜检查

1. 孕妇。
2. 肛门或直肠狭窄者。
3. 非常严重的溃疡性结肠炎患者。

肠镜检查的准备工作

肠镜检查成功与否的关键是肠道的清洁度。如果检查时肠道留有很多粪便，就会影响进镜和观察，甚至不能完成全大肠的检查。临床上最常用、最可靠、最安全的清肠方法是口服泻药，但很多做肠镜的人会选择在家里进行清肠准备，具体方法如下。

1. 做肠镜检查前3天应吃少渣食物，前1天进流食，检查当天不吃早餐。

2. 检查前4小时应使用一些导泻药（由医生开出，不要自行服用）排空便便，以免检查时有便便干扰。此外，服用导泻药后要来回走动，轻揉腹部，加速排便速度。

3. 等到排出清水样便时即可，且清肠后应严格禁食。

检查流程

一般来说，肠镜检查所需时间在30分钟左右，具体流程如下。

1. 清肠准备。

2. 脱去裤子，穿上肠镜检查专用的开裆裤，侧躺在检查床上，全身放松。

3. 医生将带有摄像探头的细管从肛门插入肠道，并不断往里推进。为了方便肠镜进入，在推进过程中会加气扩充肠道，所以会有较强的肚胀感觉。当肠镜到达检查部位时，医生会在一旁的监视器屏幕上看到肠道内的情况。如果需要，医生还会利用肠镜在肠道取样，以进行下一步的活检。

4. 检查完毕。取样活检后应绝对卧床休息，3天内勿剧烈运动，不做钡灌肠检查。

便常规检查

便常规主要是检查整个消化系统是否正常运转，能对肠道是否有炎症或感染做出正确的判断，主要包括性状检查、显微镜检查和化学检查。

性状检查

检查项目	指标意义
外观形态	水样便：多见于急性肠道传染病、急性肠炎、婴幼儿腹泻、食物中毒等 蛋花汤样便：常见于婴幼儿腹泻 脓血便：常见于急慢性痢疾、结肠癌、直肠癌等 黏液便：多见于慢性结肠炎、过敏性结肠炎等 细条状便：可能见于直肠狭窄 羊粪样便：可能是习惯性便秘等 泡沫便：可能说明进食糖类过多 油花便：粪便中浮有"油花"，多是进食脂肪类食物过多导致的消化不良
外观颜色	黑色便：可能是上消化道出血 鲜红便：多见下消化道出血，如痔疮、结肠癌、肠息肉等 绿色便：多是肠道蠕动过快，胆绿素在肠内尚未转为粪胆素所致，如婴幼儿急性腹泻等 果酱色：多是肠套叠、阿米巴痢疾等 灰白色：常见于完全性胆道阻塞等

显微镜检查

显微镜检查也是一个重要项目，因为粪便性状正常，并不能代表显微镜下不会有异常发现。显微镜检查的目的就是发现其中隐藏的有诊断价值的秘密。

检查项目	指标意义
红细胞	大部分红细胞破坏，比较难见到：提示上消化道出血 红细胞易见，红白细胞同时出现：提示下消化道出血，如溃疡性结肠炎、结肠癌、直肠息肉、痢疾等 红细胞多于白细胞，且伴有粘连：提示阿米巴痢疾 红细胞少于白细胞，且分散存在，形态较为正常：提示细菌性痢疾
白细胞	白细胞量少，且分散出现：提示肠炎 白细胞增多或成堆出现：提示细菌性痢疾 白细胞增多，且嗜酸性粒细胞增多：提示肠道寄生虫病

检查项目	指标意义
淀粉颗粒	可能见于腹泻、慢性胰腺炎、胰腺功能不全、消化功能不良
脂肪滴	多见于脂肪泻：胰腺炎、儿童腹泻、阻塞性黄疸等
寄生虫卵或虫体	患寄生虫病时可检得相应的寄生虫卵等

化学检查

医院进行的粪便化学检查主要是粪便潜血试验，对消化道出血的诊断有重要价值，是消化道恶性肿瘤早期诊断的一个筛查指标。一般建议，40 岁以上的成年人每年做一次潜血试验，作为健康筛检。

检查项目	参考值	指标意义
粪便潜血	阴性（-）	阳性（+）：提示可能胃肠道恶性肿瘤、溃疡病、肝硬化等引起的消化道出血 间断性阳性（+）：提示消化道溃疡或痔疮 持续性阳性（+）：提示消化道癌症
粪胆红素	阴性（-）	阳性（+）：提示溶血性黄疸、肝性黄疸等
粪胆素和粪胆原	阳性（+）	阴性（-）：当粪胆素含量减少时，表明有胆道梗阻

取便便送检时的注意事项

1. 盛便便的容器应保持清洁、干燥。

2. 留取新鲜便便，且不可混入尿液。

3. 如便便中有黏液或脓血，尽量选取黏液或脓血的部分。

4. 做细菌培养的便便应放在经医院消毒处理的无菌容器内。

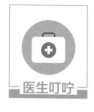

医生叮咛

潜血试验的假异常与假正常

在进行潜血试验时，检查前 3 日应禁食肉类、含铁食物、铁剂、含叶绿素食物，可避免假阳性和假阴性。此外，如果服用阿司匹林、非类固醇抗炎药、皮质类固醇，可能导致假阳性；如果摄入大量维生素 C，可能导致假阴性。

PART

1

逆龄、
抗过敏、调节免疫，
肠道责任很重大

什么是"第三年龄"，
肠道如何担负起这个责任

很多人喜欢把年龄分为生理年龄和心理年龄，然而，多数人不知道，除了生理年龄和心理年龄，人体还有"第三年龄"。

什么是"第三年龄"

专家称之为"肠道年龄"，是指随着人体生理年龄的增长，肠道内有益菌和有害菌之间势力分布变化的阶段反映。虽然还不能精确到具体年龄段的肠道菌群平衡应达到何种程度，但可以肯定的是，肠道菌群的变化与人的年龄有关，即有害菌群比例升高会加速人体的衰老，导致疾病的发生，缩短寿命。所以，通过肠道内各种菌群的平衡程度，可以判断肠道的老化状态及生活疾病的发病概率。

肠道是人体最重要的消化器官

因为人体所需的营养物质大约有 80% 由肠道消化，100% 靠肠道吸收，也就是食物的消化和吸收大都在肠道内完成。所以，只有肠道正常工作，才能为身体提供充足的营养物质，保证身体健康。

肠道菌群决定人体的"第三年龄"

肠道内分布着有益菌、有害菌和中性菌三种菌群，它们相互制约、相互影响，维持着肠道健康，进而决定人体的"第三年龄"。正常情况下，肠道内的菌群处于平衡状态，人体的"第三年龄"是比较小的。一旦肠道菌群失衡，身体就会出现多种疾病，如腹泻、免疫力低下、厌食、疲劳、上火、早衰等，这就说明人体的"第三年龄"比较大了。所以，肠道菌群决定人体的"第三年龄"。

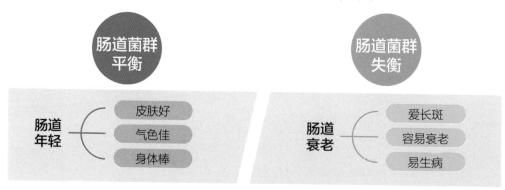

你的肠道几岁了，
豆蔻年华还是垂垂老矣

想知道自己肠道的年龄吗？做完下面的测试，就可以轻松判断自己的肠道是处在豆蔻年华还是已经垂垂老矣了。

测试内容

请在符合自身情况的方框里打钩。

生活习惯

- □ 经常吸烟或饮酒
- □ 经常熬夜或加班
- □ 皮肤常常龟裂或起疹子
- □ 经常失眠，觉得睡眠时间不够
- □ 经常郁闷、苦恼，心情不愉快
- □ 总是坐着，很少运动
- □ 心理压力特别大
- □ 看起来比实际年龄老

排便情况

- □ 经常便秘
- □ 排出的粪便很硬
- □ 有时会排出软便
- □ 排出的粪便直接沉到马桶底部
- □ 口臭
- □ 总是感觉粪便没有排完
- □ 排出球状的粪便
- □ 粪便颜色偏黑
- □ 粪便有恶臭

饮食习惯

- □ 不吃早餐
- □ 吃早餐时总是很匆忙，来不及充分咀嚼
- □ 三餐饮食没有规律
- □ 经常喝浓茶、可乐或咖啡
- □ 经常在外面吃饭
- □ 挑食，忌食很多食物
- □ 很少吃水果、蔬菜
- □ 特别爱吃肉食
- □ 不喜欢喝牛奶和酸奶

诊断结果

6 项或 6 项以下

肠道年龄 20 岁，肠道功能正常，正处于豆蔻年华。肠道健康维持得非常好，请继续保持！

7~11 项

肠道年龄 45 岁，肠道略老化，健康状况亮起黄灯。稍微努力一下，肠道健康状况会更好。

12~16 项

肠道年龄 70 岁，肠道已经老化，处于年老期，健康等待救援，必须多努力才能让肠道保持健康。

17 项或 17 项以上

肠道年龄 95 岁，肠道极度老化，健康亟待抢救，肠道健康令人担忧，务必积极改善！

肠道年龄影响人体老化程度

肠道年轻有利于肠内营养物质的消化和吸收，也有利于废物的排出。而肠道老化，会导致食物的消化吸收不正常，毒素沉积肠道，加速人体老化的程度，主要有以下影响。

影响容颜

肠道老化会使肠道内废物难以排出，导致新陈代谢变差，不利于减肥目标的实现。而肠道环境恶化会导致肠黏膜干燥，使肠道过度吸收引起过敏的蛋白质，加重过敏症状。肠道老化会加速有害菌群的繁殖，导致有害物质无法排出，从而进入血液里循环至全身，使得青春痘、皮肤干燥情形加重。

降低记忆力

很多人都认为年龄增长是记忆力衰退的主要原因，其实肠道年轻与否也会影响脑部辨识能力。因为年轻的肠道能为脑部提供充足的营养，促进脑部细胞的活动，保持良好的记忆力；而老化的肠道不能为脑部提供充足的营养，使脑部运转减慢，进而导致记忆力下降，所以肠道年轻与否也影响着人的记忆力。

降低抵抗力

肠道老化会抑制有益菌的繁殖，增强有害菌的繁殖，导致细菌、病菌等侵入，影响肠道正常的消化吸收，进而降低身体的抵抗力。

精神消沉

肠道就像第二大脑，操纵着肠道蠕动速度、血液流速、消化液和各种激素的分泌，与大脑一起控制着身体。如果肠道出现问题，就会在一定程度上导致人精神消沉，进而影响身体健康。

由上可知，肠道年龄影响着人体老化程度。

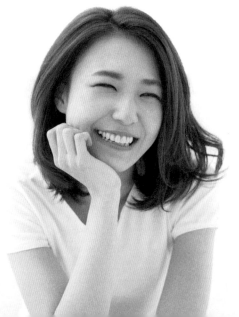

肠道老化的 7 大警讯

肠道就像人体健康的一面镜子，当肠道受到毒素侵害，出现老化现象时，身体就会产生各种症状。这些症状就像对我们发出的警讯，提醒我们要注意肠道健康。通过对以下警讯的注意和改善，可以抢救肠道，避免因为疏忽而危及肠道健康。

警讯 1：腹泻

腹泻是指排便时粪便呈水状或泥状，伴随着大量水分排出。当粪便中的水分超过 90% 时，就明显发生了腹泻。

可能原因	具体分析
饮食不干净	一般腹泻是在吃了不干净的食物后出现，因为食物中的细菌会导致肠道内的病原菌迅速繁殖，且不断刺激肠道黏膜，使肠道无法吸收，这时肠道就会通过腹泻的方式将食物残渣排出，所以腹泻常常是肠道自我保护的防御措施
消化不良	如果经常暴饮暴食，大量摄取高蛋白、难以消化的食物，这些食物就会在肠道内腐败和发酵，不断刺激肠道黏膜，从而引起腹泻
精神紧张	当人体承受巨大压力时，会使自主神经功能出现异常，导致肠道蠕动紊乱，从而引起腹泻
患了某些疾病	溃疡性结肠炎或大肠癌等会导致肠道黏膜异常，无法正常吸收水分，因此会经常引起腹泻

警讯 2：胀气

胀气是肠道中无法消化的食物腐败后形成的一种气化生理反应。这些气体含有毒素，如果体积过大，会进入血液引起中毒。此外，如果这些气体无法从肠道排出去，就会流回到胃里，引起胃部和肠部扩张，导致打嗝。打嗝很容易将毒素气体推至口中，产生难闻的臭味和酸味。

警讯 3：口臭

引起口臭的原因主要有以下三个。

第一，长期便秘会使腹部堆积宿便，宿便在有害菌的作用下，会产生各种毒素。当毒素扩散到口腔和鼻咽部时，可能引起与口腔相关的疾病，并引发腐败性的口臭，而且毒素还会侵害人体的中枢神经，导致免疫功能失调，代谢紊乱，从而加重口臭。

第二，消化不良引发的肠胃疾病，也会导致口臭。

第三，蔬果摄入太少，喜欢吃油炸或重口味的食物，会导致肠道因无法排出宿便而产生毒素，进而侵害消化系统，引发消化不良或慢性炎症，从而出现酸臭性口臭。

警讯 4：头痛

大量摄入高蛋白、高脂肪、高糖的食物，会导致肠道环境酸性化，使得肠内有害菌活跃，产生大量有害物质（如硫化氢等），这些有害物质通过血液流到身体各部位，而携带大量毒素的血液无法运送充足的氧气到脑部，脑部就会缺氧，从而引发头痛等症状。

警讯 5：身体酸痛、疲劳

明明没有伏案工作，却出现肩膀酸痛症状；走一点路或爬一小段楼梯，就产生疲劳感；上班时缺乏活力，坐下就想睡……如果出现以上症状，就要特别小心了，因为肠道老化引起的身体酸痛症状找上你了，且很难在短时间内消除。

警讯 6：皮肤粗糙、暗沉

皮肤能保护内脏和调节体温，也是人体最重要的排毒器官。当堆积在肠道中的毒素无法从粪便中排出时，就会渗入血液，进入皮肤，通过皮肤表层排出，从而导致皮肤暗沉、长黄褐斑等各种皮肤症状。

引起原因	原理	导致的皮肤问题
吃肉太多	体液呈酸性，乳酸和尿素增多，乳酸分泌到皮肤表面，酸性物质就会侵蚀皮肤表层	皮肤粗糙，失去弹性
宿便堆积	促进毒素被肠壁吸收，导致肠道代谢紊乱，内分泌失调	肌肤失去光泽、出现各种色斑
肠胃代谢不良	高脂肪、高蛋白饮食，会使肠道堆积过多的毒素，并随着血液进入血管中，且试图通过皮肤毛孔排出毒素	面疱、暗疮
暴饮暴食	导致肠道消化吸收能力减弱，营养无法运送到身体各部分，使得头皮的皮脂腺功能失调	头发干燥、枯黄

警讯 7：暴躁、抑郁

便秘会影响人的情绪，让人倍感压力。因为便秘会产生大量的宿便，进而产生各种毒素，这些毒素会使人情绪暴躁、抑郁。反过来，习惯性的负面情绪，会破坏肠道菌群的平衡，不断增加肠道内有害菌的数量，肠道菌群的平衡会进一步恶化，除了便秘，其他的警讯也会相继出现。

养好肠道，防止红颜衰老

肠道产生问题就像下水道被堵塞，会加重肝脏等排毒系统的负担，导致整个"下水道"恶臭和腐败，所以千万不要以为肠道健康只影响肠道本身，它还可能影响容颜，如让人出现色斑、皱纹等。所以养好肠道，能防止红颜衰老。那么如何养好肠道呢？

一日三餐不可少

早餐

一定要吃，进食速度不宜过快，要保持在10分钟以上

午餐

吃饭时间最好固定，不宜暴饮暴食

晚餐

最好吃清淡点，以粗粮为首选

每天喝 1500~2000 毫升白开水

每天喝1500~2000毫升白开水，是最直接、最健康的清肠方式。

晨起空腹饮水

晨起喝一大杯温开水，能排出肠道内的毒素和垃圾，相当于给肠道洗一次澡，使肠胃呈现最佳的状态

空腹饮用淡蜂蜜水

蜂蜜具有解毒和软便的作用，空腹饮用蜂蜜水，既可以补充水分，又能给肠道增加养分，同时抑制肠道有害菌增多

适度运动激活肠道

每个人可以根据自己的体质选择适合自己的运动，如腹式深呼吸、腹部按摩等，既能锻炼腹肌，促进肠道蠕动，加速粪便排出，又有利于肠道内菌群平衡，防止肠道老化。

晨起定时排便

养成晨起定时排便的习惯对保持肠道顺畅很重要，即使没有便意也要去排便。如果没有便意可轻揉肚脐，直至感到便意为止。

保持愉悦的心情

在人的消化道内壁有一个非常复杂的神经系统，它有自己的喜、怒、哀、乐。长期压力过大，过度紧张、抑郁、焦虑等，都可能会使肠道功能发生紊乱。因此，学会调节自己的心情，有利于维持肠道内环境的稳定，保持肠道年轻。

增强肠道免疫功能，远离过敏

　　许多过敏现象都会从皮肤表现出来，因此，有人认为过敏是一种皮肤疾病。事实上，只有部分过敏现象会通过皮肤表现出来，过敏的本质是一种免疫系统疾病。

　　正常人体内有一套生理保护性免疫反应系统，一旦有类似致病菌的外来物质侵入人体，免疫系统会立即做出反应，调动淋巴细胞产生免疫球蛋白，将抗原中和或消化掉。但这个过程会伤害机体的一些正常细胞、组织和器官，引起局部或全身性的反应，通常表现为皮肤瘙痒、红斑、水肿等，即为过敏。

肠道能够智慧分辨"敌我"

　　肠道的基本功能是消化和吸收养分。但是，从口腔进入人体的物质并不都是养分，还混杂部分有害物质。那么，肠道内的免疫防护系统怎样分辨有益物质和有害物质呢？

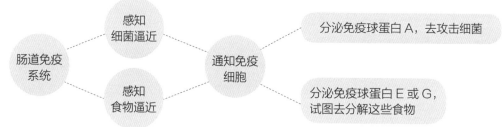

　　如果肠道免疫系统判断失误，当食物养分通过小肠黏膜时，会被免疫细胞当成对人体有害的物质加以攻击，分泌过多的免疫球蛋白A，就会出现瘙痒、红斑等过敏现象。所以，肠道免疫系统时刻处于紧张状态，既要警惕各种细菌、病毒侵入，又要仔细辨认是不是养分，如果是养分，就要启动"免疫耐受"机制，让这些养分顺利进入体内，避免引起过敏。

通过饮食增强肠道免疫功能，远离过敏

补充维生素C	多摄取 ω-3 脂肪酸食物	补充益生菌
维生素C能减轻身体内的化学传导物质——组织胺释放化学物质造成的过敏现象。富含维生素C的食物有菠菜、青椒、柠檬、猕猴桃、木瓜等	ω-3脂肪酸能够抑制身体产生发炎和过敏反应。富含 ω-3 脂肪酸的食物有秋刀鱼、鲑鱼、沙丁鱼、亚麻籽油等	人体70%的淋巴免疫系统在肠道，适度补充有益菌，如食用酸奶等，能增加肠道内有益菌的数量，提高肠道黏膜免疫力，有效避免过敏

肠道是人体最大的免疫器官，负责着人体 70%以上的免疫力

肠道的天职是消化吸收，但它也是人体最大的免疫器官，负责着人体 70% 以上的免疫力。这主要是因为肠道有如下免疫功能。

肠道拥有人体 70% 以上的免疫细胞

肠道虽然位于人体内部，但其实是上至口腔、下至肛门的一条 9 米多长的"管子"，是什么都能进出的通道，是身体免疫系统的第一线。因为人体 70% 以上的免疫细胞都位于肠黏膜上，所以肠道免疫屏障对抵御细菌、病毒，以及维持肠内环境稳定有重要作用。

肠道中的双歧杆菌有催化免疫的作用

当肠道内的双歧杆菌占优势时，能促进肠道蠕动，分解有害和有毒物质，进而提高肠道的免疫能力，抑制有害菌繁殖，增强肠道免疫力。

肠道是人体最大的排毒器官

正常人每天摄入的食物中，除人体必须吸收的营养之外，其余都会变成粪便。如果肠道健康，粪便在形成"宿便"或"毒垢"前就会顺利排出体外，从而避免得病。

肠道是个巨大的药品加工厂

身体的自愈能力非常强大。德国国家科研机构在一份报告中称："如果将能治疗疾病的物质称为'药'的话，那么人体自身可产生一万多种药，且这些药 70% 以上是在肠道内。"

由此可知，肠道功能的好坏，直接关系到人体免疫力的强弱，影响着人体健康。因此，保护好我们的肠道，对健康和长寿有着十分重要的意义。

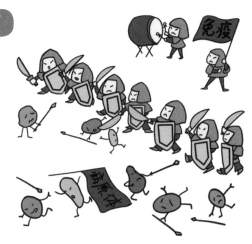

肠道免疫系统可以抵抗病菌侵入身体其他部分，使其尽快随着粪便排出体外，使人远离疾病

肠内"毒素"是癌症的根源

现今社会，人们非常注意各种外来毒素，如黑心食品、药物滥用、环境污染等给身体健康带来的威胁。其实，与外来毒素相比，人体的内生性毒素更为危险，而且它们的危害是逐渐发生的，且防不胜防，对此人们却未加重视。

所谓"内生性毒素"，是指附着在肠壁上的食物残渣，久而久之，它们就会导致体内免疫失衡，这是癌症的根源。

如果肠道健康，粪便就会被迅速排出，因而不会产生太多足以影响健康的内生性毒素。

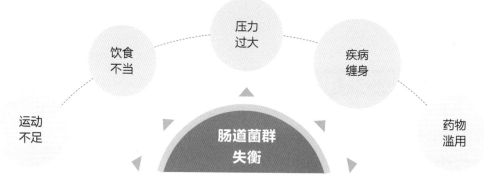

如果肠道菌群失衡，内生性毒素就会累积，且运送到全身，破坏免疫系统，引起过敏、癌症等多种疾病。

那么，身体中的"毒素"究竟藏在哪里呢？

80% 在肠道中，20% 存在于毛孔、血液及淋巴等部位。

保持肠道的清洁，毒素导致的身体危机也就解决了大半。

当大肠内积聚的食物腐败时，就会产生有害菌，继而形成毒素，毒素被肠壁细胞吸收后会引起慢性中毒，导致人生病和衰老。这便是获得诺贝尔奖的"自身中毒"学说。

肠内毒素的产生和日常生活习惯密切相关。为了保持肠道清洁，应远离以下饮食习惯。

1. 经常吸烟
2. 嗜酒
3. 常喝含有咖啡因的饮料
4. 常吃高糖、高脂肪、高蛋白的食物
5. 暴饮暴食
6. 经常处于高压环境中
7. 常常有抑郁的情绪
8. 近距离接触室内装修材料、生活中的噪音等

"宿便"的危害比想象中要大

人的肠道有9米多长，且褶皱多，平均每隔3.5厘米就有一个弯折。即使我们每天都排泄，也会有一些食物残渣滞留在肠道褶皱内。它们在肠道细菌的作用下干结、腐败、发酵，时间长了，这些食物残渣可以形成厚5~7厘米的黑色物质，牢牢地粘连在肠壁上，影响我们的身体健康。

有人说"一日不排便，胜抽三包烟"，宿便对身体具体有以下8大危害。

宿便产生的肠道毒素会被人体吸收，降低人体的免疫力，诱发多种疾病，危害身体健康

导致排便困难，粪便干结，能直接引起或加重肛肠疾病，如肛裂、痔疮、直肠炎等

宿便中的毒素无法及时排出，可能通过血液循环运送到身体的各个部位，导致女性皮肤粗糙、面色晦暗无光、痤疮、口臭、痛经、月经不调、情绪烦躁、腹胀、尿路感染等

据资料显示，约10%的严重便秘者可能患结肠癌，因为宿便会使肠内致癌物长时间不能排出

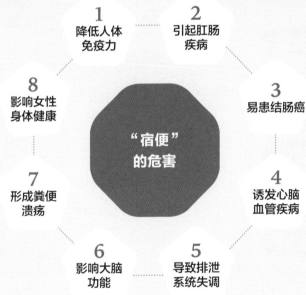

较硬的粪块会压迫肠腔，导致肠腔狭窄，而盆腔周围结构会抑制结肠扩张，使得直肠或结肠受压而形成粪便溃疡，甚至引起肠穿孔

便秘时会因用力而增加腹压，屏气使劲排便会增加心脑血管疾病发生的概率，如诱发脑卒中、脑出血、心绞痛、心肌梗死等

滞留在肠道中的食物残渣在细菌的作用下，会产生大量有害物质，如甲烷、氨等，这些物质一部分会侵入中枢神经系统，影响大脑功能，主要表现为记忆力下降、思维迟钝、失眠、烦躁易怒等

如果肠道内的食物残渣无法及时排出体外，就会积存在肠道褶皱中，被肠壁重复吸收，这样很容易使女性身材走样，使男性"将军肚"凸显

"宿便"的危害

1 降低人体免疫力
2 引起肛肠疾病
3 易患结肠癌
4 诱发心脑血管疾病
5 导致排泄系统失调
6 影响大脑功能
7 形成粪便溃疡
8 影响女性身体健康

便秘的危害极大，但可以通过饮食和物理方法调节。
1. 饮食：吃些富含膳食纤维的食物，喝些蜂蜜水。
2. 物理方法：灌肠法。

肠道干净了，好事儿接踵而至

皮肤不再粗糙

肠道干净是自律神经正常运作的证据，同时可以证明人体的新陈代谢活跃，血液循环顺畅。因此，肠道干净以后，皮肤会更具弹性和光泽，皮肤粗糙的现象消失，人也会变得漂亮起来。

肚子很舒服

肠道干净了，其蠕动会变得柔和，不会蓄积宿便。有益菌也会变得活跃，因此很少产生滞气，也就不会出现腹胀现象。

便便不会恶臭

肠道干净了，有益菌会占据有利地位。当有害细菌占主导时，肠道内的食物容易腐烂发酵，这样就会产生气味强烈的气体；当有益菌占优势时，气体和便便就不会有恶臭的气味。

臀部更加健康

如果肠道处于脏污状态，就会出现便秘和腹泻等排便异常。由于便秘和腹泻是造成臀部疾病——痔疮的元凶，所以肠道变得干净以后，臀部也会更加健康。

更快乐地进餐

肠道干净了，没有蓄积宿便和气体，肚子也就不会有不舒服的感觉。肚子舒服了，人的食欲会增加，进餐也变得快乐起来。

心情舒畅

肠道脏污，就会累积宿便和气体，这样会使人的心情变得非常糟糕，进而出现焦躁、易怒等不良情绪及夜不能眠等情况。肠道变干净后，心情也会随之舒畅起来。

肠道问题爱找谁

　　快节奏的生活及越来越大的工作压力，使得大部分人的肠道长期处于亚健康状态。那么，肠道问题爱找哪些人呢？

老年族

　　老年人随着年龄的增加，身体的代谢速度变慢，饭量也逐渐减小，喜欢吃些清淡、容易消化的食物，这就表明肠道功能在下降，往往导致肠道内菌群失衡，容易出现腹胀、便秘等问题。

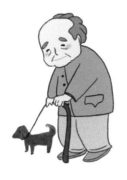

开车族

　　很多开车的人到了吃饭时间不能按时吃饭，而此时胃酸大量分泌，却没有食物让肠道消化，肠道就会消化自己的黏膜，因而很容易得胃肠溃疡。

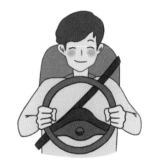

酒桌族

　　无论在大城市，还是小城市，大家都喜欢周末聚一聚，一喝酒就会延长吃饭的时间，导致大量高热量食物进入体内，加重代谢负担，使得过多的脂肪堆积在体内，进而引起一些肠道问题。

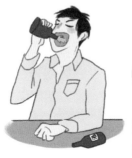

出差族

　　对于经常出差的人来说，突然到一个陌生的地方，环境、饮食等都发生了变化，而肠道适应这些变化需要一个过程，此时很容易出现肠道问题。

IT 族

　　工作压力越来越大，很多 IT 精英也在拼命地工作，由于吃饭不规律、黑白颠倒、长期伏案等，很容易出现肠道功能异常。

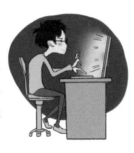

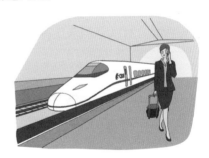

身体不适，可能是肠道出问题了

当肠道出现问题的时候，身体会随之出现诸多的不适。

皮肤粗糙

如果身体排便不畅，皮肤可能会失去弹性和光泽，进而出现粗糙、雀斑、痘痘等皮肤问题。

腹胀和疼痛

经常便秘的人多数伴有腹胀和疼痛等状况，主要是气体在肠道内滞留导致的。这是因为出现便秘后，肠道内的有害菌会快速繁殖，它们会使进入肠道内的食物腐烂发酵，进而产生有毒气体。

头痛，肩膀酸胀

头痛和肩膀酸胀是很多便秘人的常见症状，这有可能是自律神经紊乱导致的，也有可能是肠道内有害菌增多导致的，具体原因还不是很清楚。

烦躁感，失眠

烦躁感和失眠也是很多便秘人经常会遇到的情况。人们往往会因为生活或工作中的琐事感觉压力增大，出现烦躁情绪，导致难以入睡。尤其是那些做事爱较真的人，更容易出现上述症状。

屁增多，且味道刺鼻

便秘时，肠道内的有害菌会快速繁殖，导致进入肠道内的食物腐烂变质，从而产生大量的气体。因此，发生便秘时，屁也会增多。

有害菌增加以后，会让食物腐烂，产生一种酸臭的刺激味道，但如果大肠内存在双歧杆菌等有益菌群，那么即使屁增多，也是没有特殊味道的。

医生叮咛

小腹凸起是粪便蓄积造成的吗？

小腹凸起主要是由便秘产生的气体蓄积造成的。如果粪便排出的同时，气体也被排出，那么小腹凸起就会在一定程度上有所缓解。

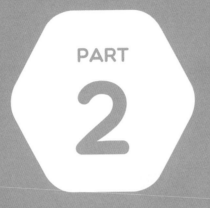

PART

2

膳食纤维和维生素，
肠道发挥排毒
作用的利器

膳食纤维可以将肠道"毒物"包裹后排出，很好地发挥"排毒"作用

　　膳食纤维进入肠道后，会将肠道"毒物"包裹起来，还能吸附水分，使便便保持柔软，促进粪便排出，很好地发挥"排毒"作用，保护消化道，预防大肠癌的发生。

每日建议摄取量

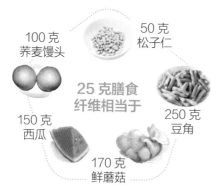

100 克
荞麦馒头

50 克
松子仁

25 克膳食纤维相当于

250 克
豆角

150 克
西瓜

170 克
鲜蘑菇

成人 25 克

注：此数据来源于《中国居民膳食营养素参考摄入量速查手册：2013 版》

如何增加膳食纤维的摄入量

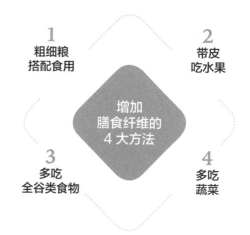

1
粗细粮
搭配食用

2
带皮
吃水果

**增加
膳食纤维的
4 大方法**

3
多吃
全谷类食物

4
多吃
蔬菜

膳食纤维的分类和来源

分类	水溶性膳食纤维	不可溶性膳食纤维
定义	可溶解于水又可吸水膨胀	既不溶解于水又不能被大肠中的微生物酵解
功效	延缓葡萄糖的吸收，降低血中胆固醇水平	促进肠道蠕动，清除体内垃圾，帮助排毒
主要来源	燕麦、大麦、水果、豆类等	谷物的麸皮、全谷粒、干豆类、干蔬菜、坚果等

重点推荐食物 （每100 克可食部分）

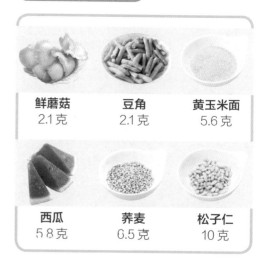

鲜蘑菇
2.1 克

豆角
2.1 克

黄玉米面
5.6 克

西瓜
5.8 克

荞麦
6.5 克

松子仁
10 克

荞麦

大肠"清道夫"

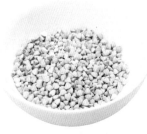

膳食纤维
6.5 克
（每 100 克可食部分）

推荐量
60 克 / 每餐

哪些人不适合吃
脾胃虚寒、消化功能不佳及经常腹泻者忌食

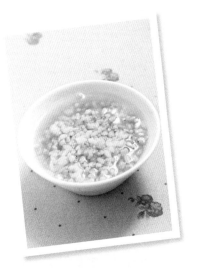

加速排便

    荞麦中的膳食纤维含量是面粉的 4 倍、大米的 11 倍，是很好的大肠"清道夫"，不仅能刺激肠蠕动，加速排便，预防便秘，而且可以降低肠道内致癌物质的浓度，从而减少结肠癌和直肠癌的发病率。

这样烹调对肠道好

1 荞麦较硬，直接煮粥不易熟，宜先用清水浸泡数小时，这样煮粥容易软烂，更能发挥清肠作用。

2 荞麦磨粉做成面条，有利于荞麦中营养的吸收。因为荞麦中的维生素 P 与芸香素属于可溶性维生素，做成面条能使其充分溶解到汤汁中，更容易被肠道消化吸收。

3 将荞麦面粉在锅中炒熟后，加入砂糖水一起拌匀饮用，是有效的止泻药，不仅有利于缓解腹泻症状，而且能维持肠道健康。

4 用荞麦面粉和面的时候加入一些细粮，可弥补荞麦面粉延展性和弹性差的缺点，不仅可以保证营养成分不流失，而且有利于肠道的消化吸收。

有益肠道健康的搭配

荞麦 + 鸡蛋 **维持消化功能**	荞麦富含烟酸，鸡蛋含有色氨酸，两者搭配食用，有利于提高人体对烟酸的摄取量，维持消化系统的正常功能，保持皮肤健康。
荞麦 + 蜂蜜 **防治便秘**	荞麦可"消积宽肠"，蜂蜜有润肠通便的作用，二者搭配食用对防治便秘有很好的效果。

玉米

食物残渣排出的"助推器"

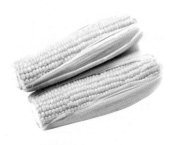

膳食纤维

2.9克（鲜）

（每100克可食部分）

推荐量

100克/每餐

哪些人不适合吃

胃闷胀气、尿失禁的人
要少食

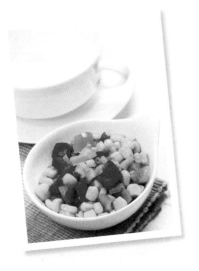

刺激肠道蠕动

　　玉米中的膳食纤维含量很高，约为大米的5倍，大量的膳食纤维能刺激肠道蠕动，缩短食物残渣在肠内的停留时间，有食物残渣排出"助推器"的美称，对防治便秘、肠炎、直肠癌具有重要的意义。

这样烹调对肠道好

1 鲜玉米可以蒸、煮。选择鲜玉米时以七八成熟为好，去掉外叶，然后放入清水中充分清洗，能减少农药残留。

2 单独做粥，和杂粮混合做粥、饭、窝头、饼时，稍微放一点点碱面，对肠道好。因为玉米的烟酸是结合型的，在碱性的环境中可被解离出来，容易被人体吸收。

3 玉米粒可以和蔬菜、鸡肉、豆腐等搭配炒菜或做汤。

有益肠道健康的搭配

玉米 + 蔬菜 **促进肠道蠕动**	玉米、蔬菜都富含膳食纤维，搭配食用，不仅颜色鲜艳、口感好，而且有利于肠道蠕动，能预防便秘。
玉米 + 鸡肉、豆腐 **补养肠道**	玉米含有的蛋白质中缺乏色氨酸，与豆类等富含色氨酸的食物搭配，可营养互补，补养肠道。

医生叮咛

吃鲜玉米要带着胚尖吃

玉米胚尖含有丰富的营养物质，可加快人体新陈代谢，保护肠道健康，所以吃玉米的时候一定不要舍弃胚尖。

薏米

促进粪便柔软的"加速器"

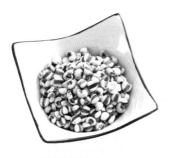

膳食纤维
2.0克
（每100克可食部分）

推荐量
30克/每餐

哪些人不适合吃
严重的脾胃虚寒、体质虚弱者忌食

增加肠道内的有益菌

薏米所含的膳食纤维能促进粪便柔软，避免粪便干燥坚硬，有利于改善便秘症状，所以多吃薏米能帮助清除肠道内的宿便和毒素。此外，薏米中的维生素 B_1 能增加肠道内有益菌的数量，保持肠道健康。

这样烹调对肠道好

1 淘洗薏米时，宜用冷水轻轻淘洗，不要用力揉搓，以免造成水溶性维生素的流失。

2 薏米较难煮熟，烹煮之前先浸泡 3~5 小时，使其充分吸收水分后再煮，不仅更容易熟，而且其中的膳食纤维能促进肠道蠕动，加速肠道内废物排出，有利于肠道洁净。

3 薏米本身的口感较粗糙，磨成粉后做成米糊或饼等食用，不仅口感好，简便易做，而且更易被肠道消化吸收，为身体提供充足的营养。

有益肠道健康的搭配

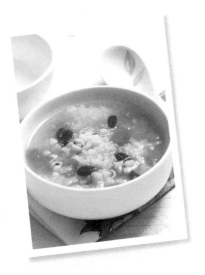

薏米 + 红豆
促进肠道消化

红豆含有丰富的叶酸和铁质，与含有维生素 B_1 的薏米一起食用，可以增强食欲，促进肠道蠕动，使肠道消化更顺畅。

薏米 + 南瓜
促进废物排出

薏米和南瓜都含有丰富的膳食纤维，搭配食用有利于肠道蠕动，促进肠道内废物排出，保持肠道健康。

南瓜

肠道的"保护罩"

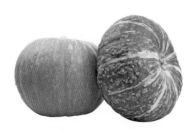

膳食纤维
0.8 克
（每 100 克可食部分）

推荐量
100 克 / 每餐

哪些人不适合吃
胃热、气郁体质、脘腹
胀满者少食

保护肠道免受刺激

南瓜中含有丰富的维生素 A，可参与肠内上皮组织的正常代谢，保护肠道黏膜，促进溃疡愈合；南瓜所含的膳食纤维则可以让消化道免受粗糙食物的刺激，预防十二指肠溃疡；南瓜所含的甘露醇有润肠通便的作用，可预防结肠癌的发生。

这样烹调对肠道好

1 南瓜可以清蒸，能消除致癌物亚硝胺的突变，有利于预防结肠癌。

2 南瓜皮含有丰富的胡萝卜素和维生素，对肠道健康有益，所以去南瓜皮时越薄越好。

3 小米和南瓜是绝配，做成粥，健胃消食效果佳。

有益肠道健康的搭配

南瓜 + 酸奶 **预防大肠癌**	南瓜中的维生素 A、维生素 E、维生素 C 可以与酸奶中的双歧杆菌协同作用，将吸附在肠道中的致癌物快速排出体外，有效预防大肠癌。
南瓜 + 绿豆 **清除肠道毒素**	南瓜中含有丰富的膳食纤维和维生素 E，搭配有解毒作用的绿豆一起食用，能清除肠道内的毒素，保持肠道健康。

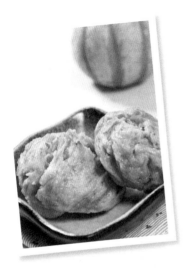

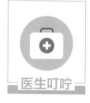

医生叮咛

南瓜选择宜谨慎

南瓜种类很多，含糖量也不同，糖尿病患者宜选择不面不甜、含糖量少的。

西蓝花

"肠道安全卫士"

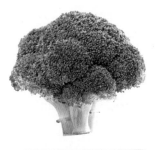

膳食纤维
2.6 克
（每 100 克可食部分）

推荐量
100 克／每餐

哪些人不适合吃
有尿路结石及甲状腺肿大者少食

避免便秘的发生

西蓝花含有丰富的膳食纤维，能有效促进肠道蠕动，帮助食物消化吸收，避免便秘的发生。此外，西蓝花中的维生素 C 含量很高，可有效保护肠道、提高人体免疫力，在防治结肠癌方面效果尤佳。

这样烹调对肠道好

1 西蓝花含有丰富的膳食纤维，生吃不易消化，煮熟再吃不仅口感好、易消化，而且有助于营养成分的吸收，利于肠道健康。

2 西蓝花也可榨汁饮用，但最好在沸水中稍加焯烫后再榨汁，这样能完整地保留膳食纤维，促进肠道蠕动，预防便秘。

3 西蓝花不宜炖或煲汤食用，因为加热时间太长，会破坏西蓝花中的维生素 C，影响预防结肠癌的效果。

有益肠道健康的搭配

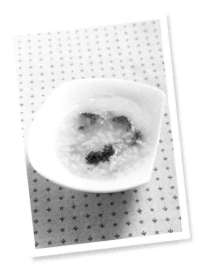

西蓝花 + 猪肉
提高肠道免疫力

西蓝花富含维生素 C，搭配含有蛋白质的猪肉一起食用，可以提高肠道免疫力，保持肠道健康。

西蓝花 + 糙米
促进肠道蠕动

西蓝花和糙米都富含膳食纤维，二者同食可以增强协同作用，更好地促进肠道蠕动，有效预防便秘。

医生叮咛

小苏打水浸泡去除残留物质

在水中放入一些小苏打，将西蓝花球朝下浸泡几分钟，不仅可以有效去除其中残留的农药，而且有助于驱赶其中的菜虫。

芹菜叶

过滤体内废物

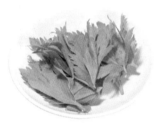

膳食纤维
2.2 克
（每100克可食部分）

推荐量
80~100 克 / 每餐

哪些人不适合吃
血压偏低者、经常腹泻者、消化性溃疡患者慎食

加快粪便在肠内运转

芹菜叶含有丰富的膳食纤维，能裹住肠道中的废物且吸收肠道内水分，增加粪便体积，促进肠道蠕动，帮助排便。此外，芹菜叶中的膳食纤维能加快粪便在肠内的运转，防止便秘，从而达到预防结肠癌的目的。

这样烹调对肠道好

1 芹菜叶中的膳食纤维、维生素 C 等的含量远远高于芹菜茎，建议烹调时不要将叶子丢弃，常食能有效改善肠道环境。

2 早晨来一杯芹菜汁，可单独用芹菜制作，也可以搭配胡萝卜、苹果等一同榨汁，能加速肠道蠕动，治疗便秘。

3 炒芹菜叶前，应先将其放在热水中焯烫一下，这样既可以保持芹菜叶颜色翠绿，又能减少烹饪时间及芹菜叶对油脂的吸入，有利于肠道健康。

有益肠道健康的搭配

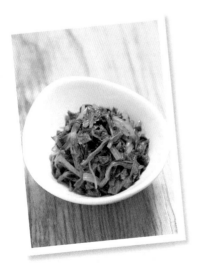

芹菜 + 核桃仁 防治便秘	芹菜叶有促进排便的作用，核桃仁富含不饱和脂肪酸，也能润肠通便，二者搭配可防治便秘。
芹菜 + 山药 促进消化	芹菜叶富含的膳食纤维能通便，山药富含的黏蛋白能促进消化，二者搭配食用，能提高肠道消化能力，预防便秘。

木耳

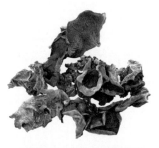

膳食纤维
2.6克（水发）
（每100克可食部分）

推荐量
50~70克/每天

哪些人不适合吃
脾虚消化不良、便便稀溏者少食

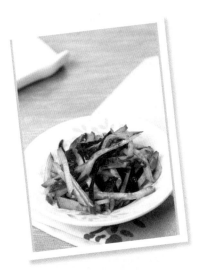

"洗涤"肠道

　　木耳中含有的植物胶质有较强的吸附力，可在短时间内吸附残留在肠道上的"毒素"，并将其排出体外，起到清胃涤肠的作用。此外，木耳中丰富的膳食纤维能够促进胃肠蠕动，防治便秘，对预防直肠癌有很好的作用。

这样烹调对肠道好

1 干木耳烹调前宜用温水或温淘米水泡发，并且在泡发过程中最好多换几次水，这样不仅可彻底去除其中的杂质，而且泡出的木耳更加肥大松软，味道更鲜美，能更好地吸附肠道废物。

2 木耳和洋葱一起凉拌，能同时发挥抗氧化的效果，提高肠道免疫力，阻止致癌物侵袭肠道。

3 将木耳和大米一起煮粥，能滋补身体，还能排出肠道毒素，增强肠道免疫力。

4 除了凉拌和炒食，用木耳做馅也是非常不错的选择，可以用水发黑木耳加上蔬菜、猪肉或虾肉包饺子或包子，美味又健康。

有益肠道健康的搭配

木耳 + 竹笋 排毒、补血	木耳和竹笋中都含有丰富的铁质，二者同食可益气补血，防治缺铁性贫血，还能促进胃肠蠕动，帮助排毒。
木耳 + 黄瓜 排出肠道毒素	黄瓜能抑制体内糖分转化为脂肪，减少肠壁废物堆积，木耳中的植物胶质可吸附残留在肠道中的杂质，二者搭配食用有助于排出肠道毒素。

糙米

疏通肠道的"管道工"

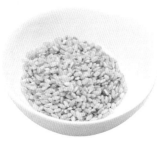

膳食纤维
3.4 毫克
（每 100 克可食部分）

推荐量
50 克 / 每天

哪些人不适合吃
糙米不易消化，胃溃疡及胃出血患者不宜食用

促进肠道疏通

　　糙米是没有去掉外壳和胚芽的稻米，可以说是肠道疏通的"管道工"。糙米中所含的膳食纤维更完整，能吸收堆积在肠道中的废物，并使其随粪便排出体外，预防便秘。

这样烹调对肠道好

1 因糙米口感较粗，质地紧密，因此应在煮前将糙米用冷水浸泡一夜，再用高压锅煮半小时以上，这样更有利于人体吸收，减轻肠道负担。

2 在炖排骨时加适量糙米，排骨中所含的 B 族维生素与糙米中的 B 族维生素可共同发挥作用，有助于促进肠道代谢。

有益肠道健康的搭配

糙米 + 南瓜 促进肠胃蠕动	糙米和南瓜都富含膳食纤维，能促进肠道蠕动，加速粪便排出。其中的维生素 E 能促进肠道有益菌繁殖，保持肠道健康。
糙米 + 红豆、薏米 促进肠胃蠕动	糙米和红豆、薏米搭配做饭，能补充植物蛋白及多种维生素，促进胃肠蠕动。

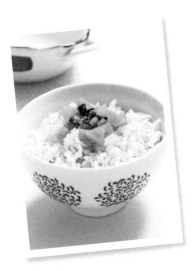

医生叮咛

糙米宜放冰箱里以防虫蛀

糙米比大米营养更丰富，因此容易引起虫蛀。在保存糙米时，应避免久放，最好密闭储藏于冰箱中。

维生素 A

预防肠道溃疡

维生素 A 有助于增强免疫力，参与肠内上皮组织的正常代谢，可保护肠道黏膜，对肠道溃疡有预防和辅助治疗作用。

每日建议摄取量

40 克西蓝花　　　　　　　60 克菠菜

800 微克维生素 C
相当于

男 800 微克，女 700 微克

注：此数据来源于《中国居民膳食营养素参考摄入量速查手册：2013 版》

重点推荐食物 （每100 克可食部分）

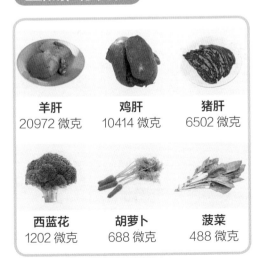

羊肝	鸡肝	猪肝
20972 微克	10414 微克	6502 微克
西蓝花	胡萝卜	菠菜
1202 微克	688 微克	488 微克

维生素 B₁

促进肠道蠕动，增进食欲

维生素 B₁ 能抑制胆碱酯酶的活性，有利于肠道的正常蠕动和消化液的分泌，可增强食欲，促进食物的消化吸收。

每日建议摄取量

97 克花生仁　　103 克莜麦面　　100 克豆腐皮

1.4 毫克维生素 B₁
相当于

男 1.4 毫克，女 1.2 毫克

注：此数据来源于《中国居民膳食营养素参考摄入量速查手册：2013 版》

重点推荐食物 （每100 克可食部分）

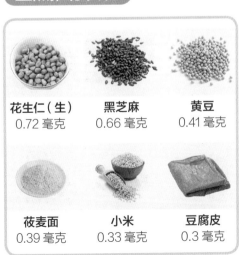

花生仁（生）	黑芝麻	黄豆
0.72 毫克	0.66 毫克	0.41 毫克
莜麦面	小米	豆腐皮
0.39 毫克	0.33 毫克	0.3 毫克

维生素 B₂
促进肠道对营养的吸收

维生素 B₂ 参与体内生物氧化与能量代谢，可促进肠胃对食物营养的吸收利用，改善便秘、消化不良等症状。

每日建议摄取量

97 克花生仁 　　103 克莜麦面 　　100 克豆腐皮

1.4 毫克维生素 B₂ 相当于

男 1.4 毫克，女 1.2 毫克

注：此数据来源于《中国居民膳食营养素参考摄入量速查手册：2013 版》

重点推荐食物 （每100 克可食部分）

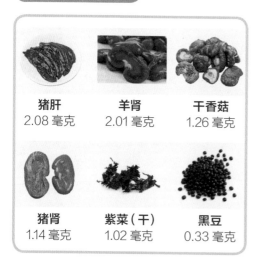

猪肝 　　　　羊肾 　　　　干香菇
2.08 毫克 　2.01 毫克 　1.26 毫克

猪肾 　　　紫菜（干）　　黑豆
1.14 毫克 　1.02 毫克 　0.33 毫克

维生素 C
加速肠道蠕动

维生素 C 可加速肠道蠕动，促进消化，保护胃部和增强胃的抗病能力，还能预防胃癌、结肠癌等多种消化系统癌症。

每日建议摄取量

20 克鲜枣 　　　　　　　　　　100 克西蓝花

100 毫克维生素 C 相当于

成人 100 毫克

注：此数据来源于《中国居民膳食营养素参考摄入量速查手册：2013 版》

重点推荐食物 （每100 克可食部分）

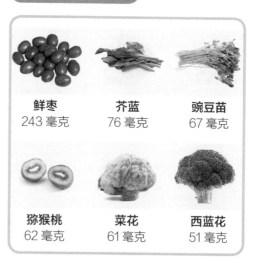

鲜枣 　　　　芥蓝 　　　　豌豆苗
243 毫克 　　76 毫克 　　67 毫克

猕猴桃 　　　菜花 　　　　西蓝花
62 毫克 　　61 毫克 　　51 毫克

维生素 E

缓解肠道压力，促进溃疡面愈合

维生素 E 有助于食物的消化与分解，不仅可缓解肠道压力，促进溃疡面的愈合，而且可抑制幽门螺杆菌的生长，使溃疡愈合后的复发率降低。

每日建议摄取量

36 克花生仁

7.5 克豆油

14 毫克维生素 E 相当于

成人 14 毫克

注：此数据来源于《中国居民膳食营养素参考摄入量速查手册：2013 版》

重点推荐食物 （每 100 克可食部分）

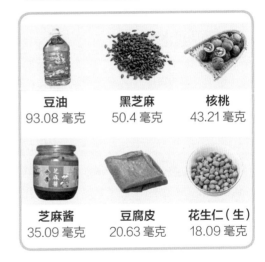

豆油
93.08 毫克

黑芝麻
50.4 毫克

核桃
43.21 毫克

芝麻酱
35.09 毫克

豆腐皮
20.63 毫克

花生仁（生）
18.09 毫克

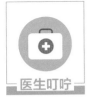

医生叮咛

维生素 E 摄入须知

1. 维生素 E 在植物油中的含量很高，比如花生油、大豆油等，日常饮食中应以植物油为主，每天不超过 25 克。
2. 维生素 E 在高温油中会遭到破坏，因此在烹调富含维生素 E 的食物时应大火快炒，且最好不要用油炸的方式。
3. 巧搭配，提高维生素 E 的吸收效果。核桃中的不饱和脂肪酸能够促进玉米中维生素 E 的吸收；虾皮中富含硒元素，与富含维生素 E 的腐竹搭配，可以互相促进吸收；黑芝麻中的维生素 E 与富含维生素 C、β- 胡萝卜素的彩椒搭配，有抗氧化的协同作用。

猪肝

修复肠道黏膜

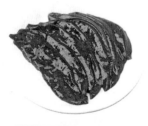

维生素 A

6502 微克
（每100克可食部分）

推荐量

50克 / 每天

哪些人不适合吃

高血压、冠心病、肥胖症患者及高血脂患者少食

促进肠道蠕动

猪肝中富含维生素 A，不仅可以促进消化，增强肠道免疫力，而且能保持肠道细胞膜和溶酶体膜的稳定性，避免细胞膜受损和组织酶释放，保持肠道健康。此外，维生素 A 还有助于修复肠道黏膜。

这样烹调对肠道好

1 猪肝是解毒器官，买回的鲜肝不要急于烹饪，应先把猪肝放在水龙头下冲洗 10 分钟，然后在水中浸泡 30 分钟，之后再烹饪。

2 猪肝要现切现做，因为新鲜的猪肝如长时间放置，不仅损失营养，而且炒熟后会出现许多颗粒，凝结在猪肝上，影响外观和质量，所以猪肝切片后应迅速使用调料和水淀粉拌匀，并尽早下锅。

3 将猪肝和大米一起煮粥，适量食用，可以改善产后便便干结等症状。

4 猪肝烹调时间不能太短，应该在急火中炒 5 分钟以上，使猪肝完全变成灰褐色，看不到血丝为宜。

有益肠道健康的搭配

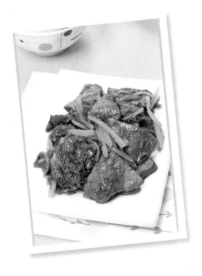

**猪肝 + 菠菜
增强肠道免疫力**

猪肝含丰富的维生素 A，菠菜有滋阴补血的功效，二者搭配可防治贫血，并能增强肠道免疫力。

**猪肝 + 小米
促进肠道蠕动**

猪肝富含维生素 A，能促进消化，小米富含维生素 B_1，能促进肠道蠕动，二者搭配食用有利于消化吸收，维持肠道健康。

小米

健胃消食佳品

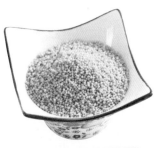

维生素 B₁
B_1

0.33 毫克
（每 100 克可食部分）

推荐量

60 克 / 每餐

哪些人不适合吃

虚寒体质者少食

促进肠道蠕动

小米富含维生素 B_1，可促进肠道蠕动、增加食欲、改善消化不良。此外，小米对糖尿病患者服药引起的肠道反应也有辅助治疗作用。

这样烹调对肠道好

1 熬粥时，应该等水沸腾后再加入小米，这样煮出来的小米粥不仅浓稠、口感好，而且有利于营养的吸收，可改善消化不良，维持肠道健康。

2 小米中缺乏赖氨酸，而豆类中赖氨酸含量比较高，二者搭配可以实现蛋白质的互补，提高营养价值，有利于增强食欲，促进消化和吸收。

3 小米可以磨成粉，和面粉混合，制成饼、窝头、发糕等，味道也不错，还能起到消食的作用。

有益肠道健康的搭配

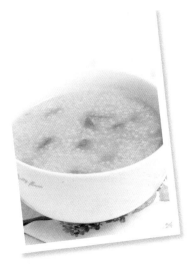

小米 + 黄豆
营养互补

小米中缺乏赖氨酸，黄豆中则富含赖氨酸，二者同食可提高蛋白质的利用率，促进消化和吸收，增强免疫力。

小米 + 南瓜
促进肠道蠕动

小米富含维生素 B_1，能促进肠道蠕动，南瓜富含膳食纤维，也能促进肠道蠕动，二者搭配食用有助于保持肠道健康。

医生叮咛

小米巧选购

优质小米大小、颜色均匀，呈乳白色、黄色或金黄色，有光泽，很少有碎米，无虫，无杂质。

香菇

增加有益菌的"催化剂"

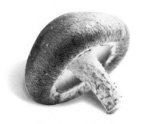

维生素 B₂
$维生素 B_2$

1.26 毫克（干）
（每 100 克可食部分）

推荐量
5 克（干）/ 每餐

哪些人不适合吃
脾胃虚寒者忌食

促进肠道蠕动

香菇中富含的维生素 B_2 能增加肠道有益菌的数量，帮助清除肠道毒素，保持肠道健康。此外，香菇中的香菇素有助于加速人体新陈代谢，促进肠道毒素和废物排出，防止肠道发生病变，有效保持肠道健康。

这样烹调对肠道好

1 晒干或烘干后的香菇，无论香味、鲜味，还是膳食纤维的含量，都超过了新鲜香菇，因为干香菇中的核糖核酸在烹饪时更容易散发出来，并被水解为鸟苷酸，使得味道更鲜香，并能促进肠道蠕动。

2 使用干香菇烹调前，最好先用 80℃ 左右的热水将干香菇泡发，但不可浸泡过久，等菇盖全部软化即可捞起，以免香菇中的维生素 B_2 流失。

有益肠道健康的搭配

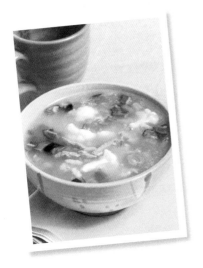

香菇 + 莴笋 通便、降脂	香菇和莴笋都是高钾低钠食物，二者搭配食用有利尿、通便、降脂、降压的功效，可用于防治慢性习惯性便秘、高血压、高脂血症等。
香菇 + 薏米 健脾益胃	香菇营养丰富，有益气补饥、化痰理气的功效；薏米是健脾利湿、清热排脓的佳品。两者搭配食用可以健脾益胃。

医生叮咛

痛风患者吃香菇的要点

痛风患者急性发作期不宜吃干香菇，干香菇的嘌呤含量较高，容易增加体内的尿酸含量。在缓解期，可以适当少食点。

土豆

提高肠道免疫力

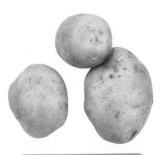

维生素 C

14 毫克
（每100克可食部分）

推荐量

100 克 / 每餐

哪些人不适合吃

糖尿病患者不宜食用
过多

促进肠道蠕动

土豆富含维生素 C，能发挥清洁肠道的作用，促进肠道代谢；提高肠道的免疫力，预防肠道细胞发生癌变；舒缓压力，防止身体因过度紧张而出现肠道蠕动障碍。此外，土豆中含有大量膳食纤维，能促进肠道蠕动，防治便秘，预防肠道疾病。

这样烹调对肠道好

1 土豆可以煮、蒸，可代替主食，发挥其清洁肠道的作用。需要注意的是，如果土豆外皮长芽，烹调前要将芽去除，因为这种芽含有毒素，容易对肠道造成伤害。

2 新鲜土豆去皮打成汁是极佳的制酸剂，可用于治疗消化不良，但口味不是很好，可以加点蜂蜜调味。

有益肠道健康的搭配

土豆 + 番茄
维持肠道代谢

番茄含有钾、抗氧化成分，土豆富含维生素 C、钾等，二者搭配食用，能帮助维持肠道代谢功能，增强人体抗氧化能力，提高肠道免疫力。

土豆 + 猪肉
改善肠道功能

猪肉富含维生素 B$_1$ 和锌，有助于土豆中糖类的代谢，为人体提供更多的能量，并能促进消化、改善胃肠功能。

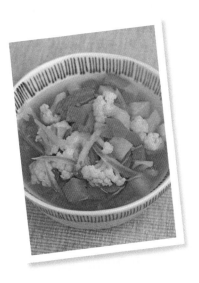

医生叮咛

土豆做主食，控制体重又缓解便秘

土豆的能量大大低于同重量谷类，同时膳食纤维含量较高。每天用土豆代替一餐的谷类，不但有助于控制体重，而且可以缓解便秘的症状。

猕猴桃

减少亚硝胺的形成

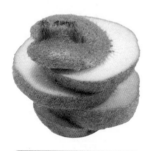

维生素 C

62 毫克
（每 100 克可食部分）

推荐量

1~2 个 / 每天

哪些人不适合吃

脾胃虚弱者不宜多吃

促进肠道蠕动

猕猴桃中含有大量的维生素 C，这是一种强抗氧化剂，能阻止肠道内致癌物质——亚硝胺的合成，具有抑制癌细胞形成的作用。此外，猕猴桃中含有丰富的膳食纤维，不仅能降低胆固醇，促进心脏健康，而且可以帮助消化，防止便秘，快速清除体内堆积的有害代谢物。

这样烹调对肠道好

硬邦邦的猕猴桃不仅口感酸涩，糖分很低，而且让人感觉刺口，因为其含有大量蛋白酶，会分解舌头和口腔黏膜的蛋白质，引起不适感。所以，猕猴桃一定要放熟再吃。

有益肠道健康的搭配

| 猕猴桃 + 香蕉
润肠通便 | 猕猴桃和香蕉都有润肠的作用，二者同食有助于便便通畅，可防治便秘。 |

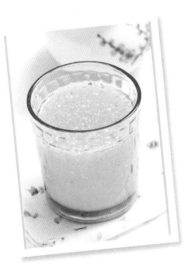

医生叮咛

猕猴桃要挑选尖头的

猕猴桃一定要选头部尖尖的，这样的比较甜，尤其是果皮颜色略深，接近土黄色的那种更甜，而不要选头部扁扁的那种。此外，挑选时要选择果实整体软硬一致的，如果只有某个部位软就是烂的。

黑芝麻

使肠道蠕动更活跃

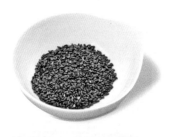

维生素 E
50.4 毫克
（每100 克可食部分）

推荐量
20 克 / 每餐

哪些人不适合吃
牙痛、易上火、易腹泻的人最好少吃

控制肠道运动

黑芝麻含有维生素 E，能调理自主神经，控制肠道运动，使肠道蠕动更为活跃；有效预防结肠癌的发生；使肠道中的粪便充分吸收水分，使粪便软化，有助于润肠通便。

这样烹调对肠道好

1 将黑芝麻研磨成粉，与大米一起熬煮成粥，可以提高黑芝麻中维生素 E 的吸收率，有助于消化吸收。

2 黑芝麻富含维生素 B_1，但维生素 B_1 容易在烹调过程中流失，建议和洋葱或大蒜一起烹调，因为大蒜和洋葱中的丙烯硫化物有助于黑芝麻中的维生素 B_1 发挥作用，能增强肠道代谢功能，有利于肠道健康。

有益肠道健康的搭配

黑芝麻 + 海带 增强肠道代谢功能	黑芝麻含有维生素 E、维生素 B_1 等，海带富含膳食纤维，搭配食用，能增强肠道代谢功能，保持肠道健康。
黑芝麻 + 草莓 改善便秘	将富含维生素 C 的水果如草莓，与黑芝麻一起打成果汁饮用，能促进人体有效吸收黑芝麻中的铁，有助于预防贫血，而且能改善便秘的症状。

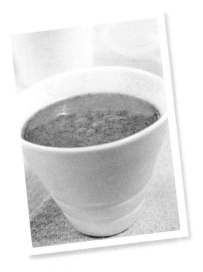

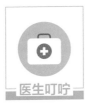

医生叮咛

黑芝麻宜密封冷藏

黑芝麻富含油脂，容易因为保存不当而泛油返潮，且引起馊味。所以，黑芝麻最好密封冷藏。

钾 促进肠道蠕动，防治厌食症

钾能够促进肠道蠕动，防止肠麻痹，可防治厌食症及多种消化系统疾病。

每日建议摄取量

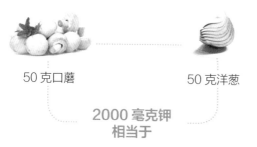

50 克口蘑　　　　　　　50 克洋葱

**2000 毫克钾
相当于**

成人 2000 毫克

注：此数据来源于《中国居民膳食营养素参考摄入量速查手册：2013 版》

重点推荐食物 （每100 克可食部分）

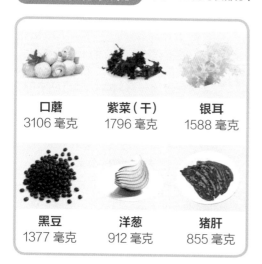

口蘑	紫菜（干）	银耳
3106 毫克	1796 毫克	1588 毫克
黑豆	洋葱	猪肝
1377 毫克	912 毫克	855 毫克

镁 维持肠道功能，提高营养的吸收率

镁具有维持肠道功能的作用，可提高肠道对营养物质的消化吸收。

每日建议摄取量

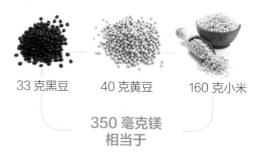

33 克黑豆　　　40 克黄豆　　　160 克小米

**350 毫克镁
相当于**

男 350 毫克，女 300 毫克

注：此数据来源于《中国居民膳食营养素参考摄入量速查手册：2013 版》

重点推荐食物 （每100 克可食部分）

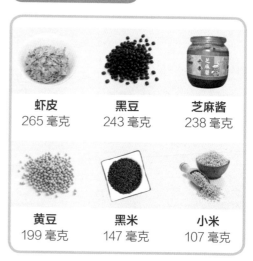

虾皮	黑豆	芝麻酱
265 毫克	243 毫克	238 毫克
黄豆	黑米	小米
199 毫克	147 毫克	107 毫克

锌
改善肠道，促进食欲，抗消化道溃疡

锌有助于改善肠道的消化功能，提高味觉敏感度，促进食欲；对胃液分泌有抑制作用，有抗消化道溃疡的作用。

每日建议摄取量

100 克口蘑

99 克羊肉（瘦）

**15 毫克锌
相当于**

成人 15 毫克

注：此数据来源于《中国居民膳食营养素参考摄入量速查手册：2013 版》

重点推荐食物 （每100 克可食部分）

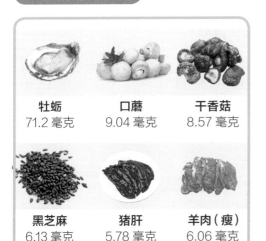

牡蛎	口蘑	干香菇
71.2 毫克	9.04 毫克	8.57 毫克
黑芝麻	猪肝	羊肉（瘦）
6.13 毫克	5.78 毫克	6.06 毫克

乳酸菌
维持肠道菌群平衡

乳酸菌是指发酵糖类主要产物为乳酸的一类无芽孢、革兰氏染色阳性细菌的总称。乳酸菌不仅能调节肠道的正常菌群，提高食物消化率，而且能帮助清除肠道垃圾，从而达到清洁肠道的目的。

如何正确食用乳酸菌

1 每天补充。乳酸菌无法长期停驻于肠道中，因此，每天都要补充优质乳酸菌。

2 最好于餐后补充乳酸菌。因为用餐后，胃部的酸度较低，乳酸菌此时能活着通过胃部，顺利到达肠道。

3 市售乳酸菌商品需慎选。要选择菌种标示清楚，有卫生健康食品认证，有研究团队支持的乳酸菌产品。

4 乳酸菌饮品要低温保存，因为乳酸菌不耐热，不耐氧气，而且打开后要尽快喝完。尽可能选择生产日期较近的产品，过期、包装盖破损或膨胀的饮品不能饮用，开盖后应全部饮完不再保存。

5 不宜与食醋、柠檬汁、橙汁等酸性饮料合用。不宜与抗生素等药物同时服用。

紫菜

促进肠道代谢

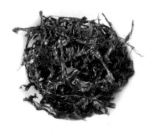

钾
1796 毫克（干）
（每 100 克可食部分）

推荐量
10 克 / 每餐

哪些人不适合吃
脾胃虚寒、腹痛便溏者
应少食

使肠道呈现弱碱性

紫菜富含钾，能保持人体酸碱平衡，并使肠道保持适当的弱碱性，有利于肠道代谢，促进消化吸收顺利进行。此外，紫菜中含碘丰富，可促进肠道内有害物质和炎症渗出物的排泄。

这样烹调对肠道好

1 食用紫菜前最好先用清水泡发，并换 1~2 次水，以清除其中的污染、有毒物质。此外，若紫菜冷水浸泡后呈蓝紫色，说明紫菜在干燥、包装前已被有毒物污染，对肠道有害，不宜食用。

2 将紫菜、香油、酱油放入碗中，加入适量热水冲泡，于晚餐前 30 分钟喝下，有利于促进排便，缓解便秘。

3 每天晨起时，空腹喝 1~2 碗紫菜汤（只需将紫菜与清水一起烹调，无须添加其他调料），润肠通便作用显著。

有益肠道健康的搭配

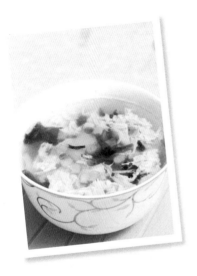

| 紫菜 + 鸡蛋 有利于保护肠道 | 紫菜搭配鸡蛋食用，能提升两者的营养价值，紫菜中的钙能促进人体对鸡蛋中维生素 B$_{12}$ 的吸收，有利于维持肠道健康。 |

| 紫菜 + 豆腐 改善便秘 | 紫菜富含镁，与富含钙的豆腐同时食用，可促进钙的吸收，有利于促进肠道消化代谢，保持肠道酸碱平衡。 |

黑豆

使肠道处于酸碱平衡状态

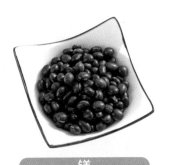

镁
243 毫克
（每 100 克可食部分）

推荐量
20~30 克 / 每天

哪些人不适合吃
消化不良者不宜多食

维持肠道内的酸碱平衡

黑豆中富含的镁元素能促进肠道新陈代谢，使肠道处于酸碱平衡状态，更好地发挥消化作用。此外，黑豆中的花青素能帮助消除自由基，有助于抗氧化，增强身体免疫力，保持肠道健康。

这样烹调对肠道好

1 黑豆含有一种抗胰蛋白酶，可影响蛋白质的消化吸收，引起腹泻，但加热后，其中的抗胰蛋白酶会被破坏，不会发生不良反应，所以，黑豆一定煮熟再食用。

2 黑豆皮中富含花青素、铁等。因此，吃黑豆时最好带皮一起吃，营养价值更高，更有利于消化吸收。

3 将黑豆放入烤箱中烤干，然后研成粉末放入密闭罐中保存。每次取出 20 克，加入开水调成糊状，食用后能有效缓解便秘症状。

4 将黑豆和排骨、鸡蛋等一起煮汤喝，能完整摄取黑豆中的膳食纤维、花青素和维生素，有助于促进肠道蠕动，预防便秘。

有益肠道健康的搭配

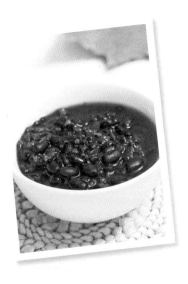

黑豆 + 紫米 预防便秘	黑豆中的镁能维持肠道酸碱平衡，保护肠道，紫米富含膳食纤维，两者搭配食用有利于促进肠胃蠕动，预防便秘。
黑豆 + 黑芝麻、黑枣 有益肠道，乌发	黑豆搭配黑芝麻、黑枣一起做成豆浆，对肠道有益，还有乌发护发的作用。

牡蛎

促进肠道代谢

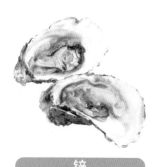

锌
71.2 毫克
（每 100 克可食部分）

推荐量
15~30 克 / 每天

哪些人不适合吃
痛风及尿酸过高者、生疮及体质虚寒者不宜食用

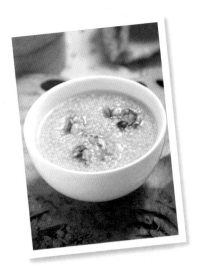

促进肠道代谢

　　牡蛎含锌丰富，能帮助滋润肠道，维持肠道的酸碱平衡，促进肠道代谢，使肠道消化吸收顺利进行，促进食欲。

这样烹调对肠道好

1 食用牡蛎时，不宜饮用啤酒，否则容易诱发痛风，也不宜与水果同食，容易引起腹泻。如果想吃水果，应在吃完牡蛎 2 小时后。

2 鲜牡蛎可以采用清蒸、煮汤等方法烹调，这样营养素损失较少，有利于肠道消化顺利进行，还能增进食欲。

3 肠道不好的人食用牡蛎时应以清淡为主，避免油炸等方式，以保护肠道。

有益肠道健康的搭配

牡蛎 + 小米 保护肠道	牡蛎中缺乏色氨酸、蛋氨酸，搭配色氨酸和蛋氨酸含量较高的小米，能更好地发挥其保持肠道酸碱平衡的作用。

医生叮咛

挑选新鲜牡蛎

牡蛎以壳黑白明显者为佳，新鲜牡蛎去壳之后的肉完整丰满，边缘乌黑，肉质带有光泽、有弹性。

酸奶

肠道菌群的"调节器"

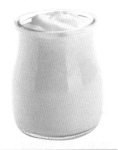

乳酸菌
无具体数据

推荐量
300 克 / 每天

哪些人不适合吃
胃酸过多、胃肠道手术
后少食

保持肠道菌群的平衡

　　酸奶里的乳酸菌能抑制腐败菌的繁殖，且减少腐败菌产生的毒素，保持肠道菌群的平衡，令肠道环境得以改善，有效缓解慢性便秘。此外，酸奶中含有多种酶，能够促进消化吸收，增强胃肠的消化功能。

这样烹调对肠道好

1 酸奶要在饭后饮用，因为空腹时胃液酸度较高，如果这时喝酸奶，酸奶中的有益菌会被胃酸杀死，其营养价值大大降低，而饭后胃酸已经被稀释，这时喝酸奶可更好地发挥作用。

2 酸奶中的乳酸菌不耐高温，因此酸奶一定要冷饮，不要加热后饮用，否则起不到保健作用。保存时也要冷藏。

有益肠道健康的搭配

酸奶 + 草莓
清洁肠道、瘦身

草莓富含的维生素 C 和胡萝卜素，搭配酸奶中的乳酸菌，有清洁肠道、瘦身的作用。

酸奶 + 主食
促进乳酸菌吸收

酸奶与米饭、面条、包子、馒头等搭配食用，可使酸奶中的营养更好地被肠道吸收利用。

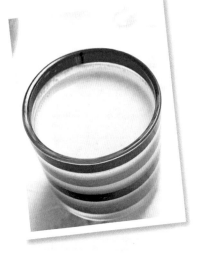

医生叮咛

喝完酸奶要及时漱口

酸奶中的某些菌种及酸性物质和糖对牙齿有一定损害，所以，喝完酸奶要及时漱口。

水能清洁肠道

· · · · · · · · · ·

水是生命之源，我们常说"人是水做的"，当然，水清洁肠道的作用也不可忽略。《中国居民膳食指南（2022）》推荐成年人每天饮1500~1700毫升水，约7~8杯，推荐喝白水或茶水，不喝或少喝含糖饮料。

水清洁肠道的作用

多饮水能帮助肠道排毒、软化便便、促进排便。

科学饮水才能更好地保护肠道

选对水及饮品

白开水是保持人体健康的最经济实用的首选饮用水。对经常运动的人来说，选择合适的水也是有讲究的，运动型饮料、矿泉水和淡茶水都是不错的选择，而不宜选择含糖量很高的饮料。

晨起空腹喝一杯柠檬水

空腹喝一杯温开水，能降低血液黏度，改善夜间脱水，加一片新鲜柠檬，有助于清除宿便、排出肠道毒素，保持肠道清洁。

不能渴了才喝水

喝水最主要的目的是生理需要，不渴并不意味着身体不需要水，一旦口渴，说明体内已经缺水了，很容易引起便秘，这时补水就有点晚了。

不能一口气喝太多水

一方面，短时间内大量喝水，容易引起急性胃扩张，导致胃部疼痛。另一方面，大量的水经过肠道吸收，进入血液，会增加血浆中的水分含量，渗透压降低，可能引起水中毒。

饭后不宜立即喝水

饭后喝水会稀释胃液，减弱胃液的消化能力，导致食物没有完全消化就进入小肠，容易引发胃肠道疾病。

PART

3

神奇的
"酵素"饮食，
让肠道变得更干净

酵素是分解消化食物、吸收营养的大魔术师

酵素也称为酶，是一种蛋白质。作为生物体内的催化剂，它主要负责加快新陈代谢及维持生物体的各项生理功能——食物的消化与吸收、器官的运作、细胞的修复和功能改善、激素的分泌等。

人体中大概有 60 兆个细胞，每个细胞都在许许多多的酶分子的相互作用下活动，以维持人体的健康运行。打个比方，如果人体是电灯，酶就是电流，如果没有酶的参与，人体就会"死机"。

我们吃的食物中含有的蛋白质、脂肪、糖类等，都是分子较大的营养素，要使其被身体充分吸收，需要对其进行进一步的分解，这个过程就是消化，而酶是消化的功臣。

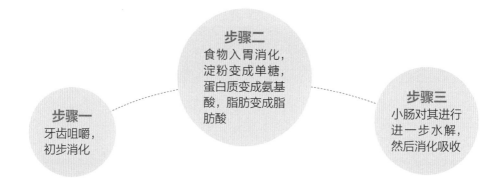

步骤二
食物入胃消化，淀粉变成单糖，蛋白质变成氨基酸，脂肪变成脂肪酸

步骤一
牙齿咀嚼，初步消化

步骤三
小肠对其进行进一步水解，然后消化吸收

在这个过程中，蛋白酶、淀粉酶、脂肪分解酶相互协同作用，最终使食物顺利被消化，营养成分被充分吸收。

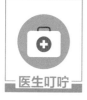

医生叮咛

高温会使酶活性降低或消失

酶作为一种蛋白质，在低温甚至冻结之后很稳定，但遇到高温后，其结构会受到破坏，同时功能也会随之减弱甚至消失。通常，大部分酶在 50℃ 开始变性，结构受到破坏，功能开始失活。温度越高，失活速度越快，70℃ 大都完全失去活性。因此，在补充酶时，一定要注意控制温度。

测一下，
你体内的酶充足吗

酶有利于肠道分解消化食物，促进营养吸收，我们可以通过下面的小测试判断体内的酶是否充足。

自测内容

1. 经常感到头痛、头重
2. 常有头晕目眩、耳鸣等症状
3. 经常咳嗽，咽喉红肿
4. 失眠、多梦、早醒
5. 多汗、盗汗
6. 完全不出汗，甚至没有虚汗
7. 眼睛痒或眼充血，眼睑水肿，容易出现黑眼圈
8. 经常打喷嚏、流鼻涕、鼻塞等
9. 舌苔发白，舌头、牙龈、嘴唇容易肿
10. 容易出现水痘、痤疮、皮肤瘙痒、荨麻疹等
11. 经常出现胸部疼痛或心慌
12. 经常出现腹泻、便便不成形、胀气等
13. 便便恶臭、便秘
14. 经常放屁
15. 时常出现胃痛、胃灼热等症状，且频繁打嗝
16. 午饭后易犯困
17. 容易腰痛、颈椎痛、坐骨神经痛、关节痛
18. 经常腿肚子抽筋、肌肉疼痛、肩膀酸痛等
19. 下半身怕冷，且经常水肿
20. 经常出现尿急、尿频
21. 易怒、心神不定、健忘
22. 痛经、月经不调
23. 脾气暴躁、注意力不集中、学习能力下降
24. 常感觉浑身无力、疲劳

诊断结果

情况都不符合

说明酶活跃在身体各个部位，身体健康。

情况符合 1~2 条

这种情况较为普通，身体问题不大，应加以注意。

情况符合 3~5 条

消化酶不足的可能性较大，饮食上多吃些新鲜蔬菜和水果。

情况符合 6 条以上

消化酶和代谢酶都严重不足，除摄取含酶食物、控制食量外，还需补充多种维生素和矿物质。

轻断食是"节约酶"的好方法

吃完东西后，消化和吸收需要使用大量的消化酶，消耗庞大的酶能源。而不吃东西时消化系统能够得到休息，同时也能节约体内的酶，这样有利于维持身体健康。轻断食是"节约酶"的好方法。

什么是轻断食

轻断食是每周5天正常饮食，其余2天减少进食（进食量约为平时的1/4），让身体恢复到最自然的状态，达到"节约酶"的目的，有利于提高消化能力。

哪些人不适合轻断食

"轻断食"并不等于绝食，而是以低能量的食物代替正常的三餐，促进肠胃排空，让肠胃得到暂时的休息。但是，需要注意的是，5：2轻断食法不是一个人人皆宜的方法，以下几类人就不适合。

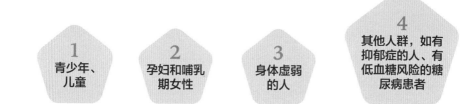

轻松掌握轻断食的几大方法

和朋友一起轻断食

事实上，轻断食很简单，也很容易坚持，但有时候你会觉得没有太大的激励，担心坚持不下去。其实有一个好办法，就是找一个也想"节约酶"的好友一起轻断食，这样轻断食的成功概率就大大增加了。好朋友相互鼓励，相互提醒，这里的好朋友可以是闺密、情侣，也可以是夫妻。大家一起轻断食，效果会更好。

轻断食那两天提前做好餐点

轻断食的那两天，需要把饮食量降到平日的1/4，并且跳过午餐不吃。因此，最好提前一天就准备好轻断食日的食材。比如，轻断食日的早餐吃一片全麦吐司和两个白煮蛋，晚餐来一盘清淡的蔬菜沙拉和一个柑橘，就是很棒的选择哦！

吃饭前先忍一下

刚开始轻断食的日子，可能会有些饿，于是很多人就想找东西来填一下空空的胃。为了避免轻断食中途失败，你可以这么做：如果饿了，告诉自己忍10分钟就好，做点事情，比如听听歌、走走路，然后再吃。可能在等的时间里，不知不觉就感到不饿了。

进食的时候也请注意，吃到满足就行了，不要吃到饱，这也是有助于轻断食成功的方法。

轻断食那天忙碌一点

轻断食那天只吃两餐，中间空出来的时间会很容易让人想到"饿"这件事，怎么办？找点事做，比如看看书、看个电影、锻炼一下，转移自己对食物的注意力，让自己忙碌一点。一天很快就过去了，你也能享受身体轻松的时光。

多喝汤

在轻断食日，如果真的觉得很饿，不妨试着多喝汤，如把蔬菜做成浓羹，这样比直接吃水煮蔬菜更管饱。蔬菜可以多选择根茎类、需要多咀嚼的类型，这也是增加饱腹感的一个方法。

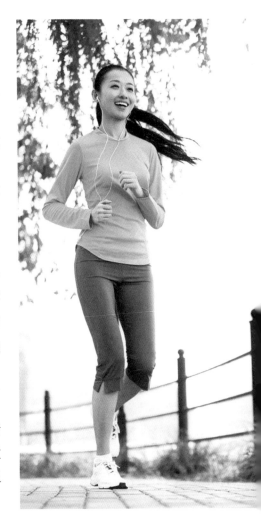

"从两点到两点"轻断食法

轻断食日的饮食，不用机械地遵循从0点算起，到24点结束。可以选择吃一顿平日的午餐，然后从下午2点开始轻断食，到了晚餐开始轻断食的第一顿，次日的早上吃轻断食早餐，中午选择不吃。第二天晚上恢复平日饮食。这样能够让轻断食计划更轻松，更容易实施。

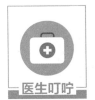
医生叮咛

感觉不对劲要立刻停止

轻断食方法的最大特点就是弹性和宽容，如果你今天感觉不好，就别坚持，改日也可以轻断食。感觉到不适，要赶紧停下来！

新鲜蔬果汁可保留最完整的酶

由于饮食文化的关系，人类所吃的大部分食物都会经过蒸煮，而保存在天然食物中的酶由于加热而受到破坏，这样就会减少人们摄取来自大自然中的酶的机会。蔬果汁是用新鲜的、没有经过烹饪的蔬果制成的，所含酶保留最完整（避免了加热导致酶流失的缺点）。常喝新鲜蔬果汁，其中的酶能马上被肠道消化吸收，还能提升肠道的免疫力，保持肠道健康。此外，蔬果汁所含的膳食纤维还能清洁肠道，具有重建人体平衡的特点。

巧榨蔬果汁

蔬果汁的制作过程十分简单，选好机器、处理好食材、加入适量饮用水后启动机器，直至提示做好即可。榨好的蔬果汁中会有很多渣子，消化功能较弱的人可以过滤以后再饮用。

榨蔬果汁工具选择

榨汁机可以将蔬果快速榨成蔬果汁，经济实用；原汁机是以石磨原理榨汁，比较低速，减少了对营养素的破坏，有的设置了大口径，不需要特别切割，但价格略贵；有些豆浆机也可以打蔬果汁，只需按功能选择就可以了；料理机有很多食材加工功能，既能榨汁、做豆浆，又能搅拌、粉碎等。大家可以根据自身需求选择合适的工具。

清水或苏打水清洗蔬果更放心

用流动的清水洗蔬果既简单又省心。可以先用流动的清水冲洗，然后再浸泡10分钟左右即可。如果对购买的蔬果不太放心的话，可以在水中放入适量的小苏打，浸泡10分钟，再用清水冲洗干净，这样可以去掉大部分的脂溶性农药。

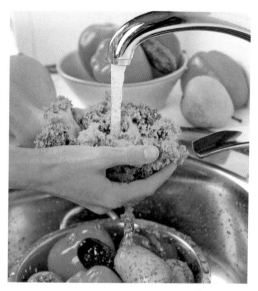

蔬果的切法

蔬果清洗完了，下一步就是蔬果的切削了。

榨蔬果汁

将切好的蔬果放进榨汁机中，加入水或豆浆等液体，盖上盖子，按下开关键，通常搅打 15~60 秒即可。打出来的蔬果沫不要丢掉，可以一起喝。榨好的蔬果汁最好尽快喝掉，不要久放。

让蔬果汁更好喝、更健康的小窍门

自主搭配蔬果食材，制作不同口味的蔬果汁，是一个有趣的过程。与此同时，掌握一些让蔬果汁更好喝的小方法、小技巧也不失为一种乐趣。

当季蔬果是自然成熟的，最新鲜，营养也最高。与此同时，同一种蔬菜和水果，当地产的品质更优良，因为避免了长途运输，并且都是蔬果达到最佳成熟度之后才采摘的

大多数蔬菜和水果经过清洗、去皮、切块的简单处理后，即可直接榨汁。而对于一些特殊食材，如菠菜，要先焯水除去部分草酸，然后过凉水后再切段榨汁。对于大多数蔬果来说，能去皮的尽量去皮，以免表皮上附有蜡质、防腐剂或农药等

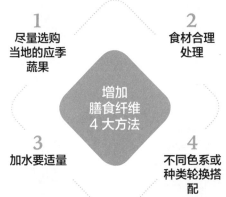

1
尽量选购
当地的应季
蔬果

2
食材合理
处理

增加
膳食纤维
4 大方法

3
加水要适量

4
不同色系或
种类轮换搭
配

制作蔬果汁时，将食材处理后放入杯体中，还需要加入适量饮用水，一般加水量为食材量的1~2倍。有些特色饮品也可以不加饮用水，而加入豆浆、牛奶、酸奶等，别有一番风味

榨蔬果汁可根据蔬菜和水果的颜色、种类、口味等搭配，并且最好经常变化搭配组合，这样更有利于吸收不同营养，保证营养均衡

自己动手做天然酶，安全又放心

蔬果中含有丰富的酶，我们可以自己动手制作蔬果酶。新鲜蔬果通过自然发酵后，从中抽取含有多糖和少量酶的成分，做成蔬果汁饮品，是人们直接吸收天然酶最简单的方法。

自己动手制作蔬果酶，由于使用的材料和制作时间不同，具体的步骤会稍有不同。

1

第一步：准备主要材料

主要食材：新鲜的蔬菜和水果（最好是生长在干净环境中的，或无污染的有机产品）。

主要工具：装食材和砂糖的容器、菜板和刀、布块或高丽纸、绳子、木盆、玻璃容器等。

2

第二步：加工主要材料

1. 尽最大努力清洗食材。食材不同，清洗方法也会有所不同，尤其是一些连根一起进行腌制的食材，一定要用心清洗。
2. 对于体积过大的食材，可适当地切小点。因为食材切小后腌制比较方便，且发酵效果也更好。
3. 最大限度地减少食材中的水分。将切好的食材放入容器前，清除食材中的水分很重要，否则在发酵过程中容易出现腐烂现象。

3

第三步：准备砂糖

选择砂糖时，可以根据自己的喜好选择不同的类型。白砂糖无色，不会夺走食材本身的香气，且比较好保存。所以，制作酶一般选择白砂糖。

通常情况下，清除水分后的食材重量和白砂糖重量的比例是1:1。如果担心食材在发酵过程中腐烂，可以增加10%的白砂糖。

4

第四步：腌制

确定好腌制食材和白砂糖的量后，把它们放入容器中。若蔬菜或水果较大，可以切小点放入木盆中，加入60%的白砂糖搅拌均匀，最后将剩余的40%白砂糖覆盖在食材上，且装满容器空间的80%左右。若食材较小，则可与白砂糖分层放入，这样腌制效果最好。

5

第五步：封口、贴上标签

1. 将食材放入玻璃容器中，及时封口。如果没有螺纹式盖子，就用布块或高丽纸密封，然后用绳子绑紧。如果有螺纹式盖子，先拧紧盖子，再稍微回拧一点，这样有利于发酵过程中产生的气体释放出来。
2. 封好的容器要标明食材名称、功效、腌制日期等内容，这样有利于准确掌握发酵及熟成的过程和时间。

6

第六步：初期 15 天的管理

当最上面的白砂糖溶化一半时，为了促进沉淀在下方的白砂糖溶化，需要每天上下摇晃容器，直到所有白砂糖都溶化为止，通常需要 15 天左右。

7

第七步：第一次发酵阶段（6 个月）

当容器中出现发酵液后，要每周搅拌食材（要使用木质或塑料材质的干净工具搅拌），保证食材完全浸入发酵液中，直到发酵结束为止。

发酵过程中，由于食材的特性不同，发酵液的量会有差异，也会出现泡沫，这些都不用担心，只要比例正确，耐心等待即可。

8

第八步：过滤

腌制 6 个月后，将容器里面的食材过滤掉（食材不要扔掉，可以做成菜），留下发酵液，开始进入熟成阶段。

9

第九步：二次发酵和熟成（6 个月）

过滤后的发酵液需要经过 6 个月的熟成才可以饮用。也就是说，整个发酵和熟成过程需要 12 个月左右。

10

第十步：储藏和饮用

发酵液适合在室温下储藏。饮用发酵液时，将发酵液和水以 1 : 3 的比例混合，如果觉得太甜或香气太浓，可以根据自己的口味再加水。

注：制作酶的基本方法就是上面十步，但不同蔬果的具体操作过程会有微调，详见下文。

木瓜酶

清宿便、排肠毒，辅助治疗便秘和消化不良

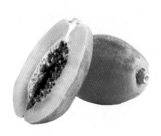

木瓜中含有木瓜酶，能消化分解脂肪和蛋白质，加强胃肠的消化吸收功能，具有健脾消食的功效。另外，木瓜富含维生素C，可加速胃肠蠕动，促进消化，还能增强胃部的抗病能力，对预防多种消化系统癌症有很好的效果。

木瓜酶的制作方法

1 选择表面没有伤痕、裂口，外皮光滑的木瓜。洗净，擦干，去皮，对切，去籽，再切成薄片。

2 称木瓜片重量，准备相同重量的白砂糖。把木瓜片和60%的白砂糖混合均匀，放入容器中，再放入剩下的白砂糖，拧紧盖子。将食材名称、功效、腌制时间等内容全部记录在标签上，将标签贴在容器上。

3 当木瓜片上面的白砂糖溶化一半时，为使底部的白砂糖能更好地溶化，需要每天上下摇晃容器，直至所有白砂糖完全溶化为止，大约需15天。

4 将容器置于室内阴凉处。从腌制第一天开始，进入长达6个月的发酵期。这期间，为了防止食材发霉和腐烂，要保证食材浸没在发酵液中。如果无法按压食材，那么发酵结束前，应每周至少搅拌一次。发酵结束后，用过滤网过滤出发酵液，放入另一个容器，开始进入长达180天的二次发酵和熟成过程。

5 发酵结束后，将发酵液保存于室温下。饮用时，将发酵液和水以1:3的比例混合，也可以根据自己的喜好进行调整。

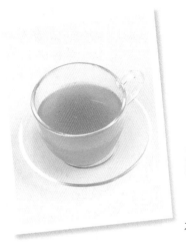

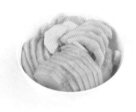

木瓜去皮，切成薄片。

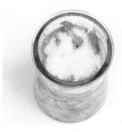

木瓜和白砂糖占容器80%为宜，以避免在发酵过程中溢出。

苹果酶

软化便便，促进有害物质排出

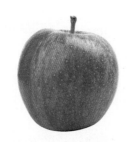

苹果中的膳食纤维能促进肠道内有害物质排出，生吃可软化便便、缓解便秘；煮熟吃具有收敛、止泻的作用，因为其所含的鞣酸是肠道收敛剂，能减少肠液分泌，从而使便便内水分减少，达到止泻的目的。

苹果酶的制作方法

1 尽量选择有机苹果，其农药残留少，制成的酶更健康。将苹果放入清水中浸泡10分钟，洗净，然后切成厚片（能获取更多的酶溶液）。

2 称苹果片的重量，准备相同重量的白砂糖。将苹果片和60%的白砂糖用叠层的方式放入容器里，再放入剩下的白砂糖，拧紧盖子，然后将食材的名称、功效和腌制日期等内容写在标签上，将标签贴在容器上。

3 7~10天，食材上面的白砂糖会溶化，之后每天上下晃动容器，直到容器中的白砂糖全部溶化，大约需要15天。

4 将容器置于室内阴凉处。开始进入长达6个月的发酵期。发酵结束后，用过滤网滤出发酵液，放入另一个容器，发酵液进入长达180天的二次发酵和熟成过程。

5 将发酵液放于室温下保存。饮用时，发酵液和水的比例以1∶3为宜，也可根据个人口味调整。

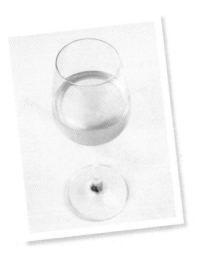

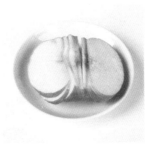

苹果清洗干净后，可以不用去皮，但必须去核，否则在制作酶的过程中会产生毒性。

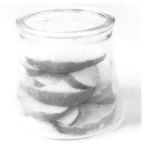

苹果和白砂糖叠层放入，再放入剩余的40%白砂糖。

猕猴桃酶

促进肉食的消化，预防肠道癌变

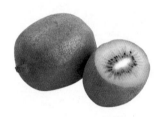

猕猴桃中含有的蛋白酶能够帮助消化肉类，提高肉类在肠胃中的消化速度，消除吃肉后引起的胃灼热、腹胀等。另外，猕猴桃中含有的大量维生素 C 是一种强抗氧化剂，能阻止肠道内的致癌物质合成，具有抑制癌细胞形成的作用，可预防肠癌。

猕猴桃酶的制作方法

1 选购表面湿润、看上去很新鲜的猕猴桃，能制作出更多的发酵液，味道也会更甜美。

2 去掉猕猴桃的外皮，不要切块，直接用果肉做猕猴桃酶即可。

3 称一下去皮后的猕猴桃重量，准备相同重量的白砂糖。

4 将猕猴桃和60%的白砂糖混合，放入容器中，再放入剩下的白砂糖，填满容器的80%即可。这样可以避免在发酵过程中有液体溢出。

5 如果是带有螺纹式盖子的容器，先用力拧紧盖子，再稍微回拧一点，这样有利于发酵产生的气体排出。如果没有螺纹式的盖子，就用布或高丽纸将容器封口，再用绳子绑紧。

将食材的名称、功效、腌制日期等内容记录在标签上，将标签贴在容器上。

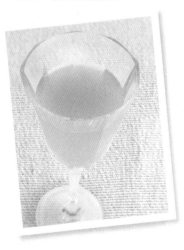

扫一扫
学做天然酶

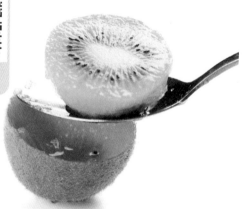

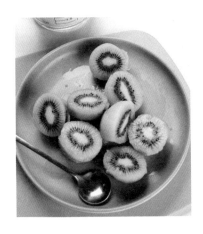

6 当猕猴桃上方的白砂糖溶化一半后，为了使底部的白砂糖更好地溶化，每天都要上下晃动容器，直到白砂糖完全溶化，大概需要 15 天。

7 把容器放在室内阴凉处，避免阳光直射。从腌制的第一天开始，要进行长达 180 天的发酵过程。在这期间，要适当地压实猕猴桃，使其完全浸泡在发酵液中，防止发霉和腐烂。如果无法压实猕猴桃，直到整个发酵过程结束之前，每周至少要搅拌 1 次。

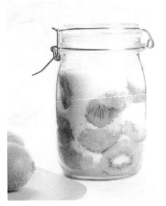

8 上面的发酵阶段结束后，用过滤网过滤出发酵液，放入另一个容器中。过滤剩下的猕猴桃可以制作猕猴桃酶果酱、猕猴桃酶醋等，也可以混合酸奶或牛奶食用，味道不错。

9 发酵液进入长达 6 个月的二次发酵和熟成过程。

10 将发酵液放在室温下进行保存，避免阳光直射。饮用时，发酵液和饮用水的比例可以是 1∶3，也可以根据自己的喜好进行调整。

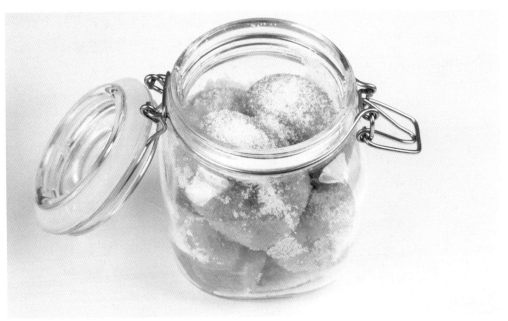

卷心菜酶

对久治不愈的慢性肠道不适有奇效

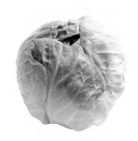

卷心菜能调节人体免疫功能，还含有某些溃疡愈合因子，能加速创面愈合，是对防治慢性肠道疾病有益的食品。此外，多吃卷心菜，还能增进食欲，促进消化，预防便秘。卷心菜酶有利于肠道内食物的分解和吸收，对久治不愈的慢性肠道疾病有一定的疗效。

卷心菜酶的制作方法

1 选购卷心菜800克（最好挑选有机卷心菜），白砂糖800克（和卷心菜相同重量）。

2 将卷心菜放入清水中浸泡10分钟后洗净，沥干，切成细条。

3 将卷心菜丝和60%的白砂糖混合均匀，放入带有螺纹式盖子的容器中，压实卷心菜，再把剩余的白砂糖倒入容器中，用力拧紧盖子。将记录有食材名称、制作时间和功效等内容的标签贴在容器上。

4 当卷心菜上面的白砂糖溶化一半后，每天上下摇晃容器，促使容器内的白砂糖全部溶化，约需15天。

5 把容器放在阴凉处，避免阳光直射，开始长达180天的发酵期（要保持卷心菜完全浸泡在发酵液中）。

6 发酵结束后，将发酵液过滤出来，放入另一个容器中，进行长达6个月的二次发酵和熟成过程（每周至少观察1次，看是否有发霉情况）。

7 发酵液可在室温下进行保存，但要避免阳光直射。饮用时，发酵液和饮用水的比例可以是1∶3，也可以根据个人口味进行调整。

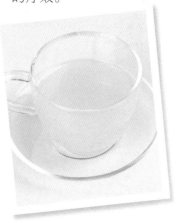

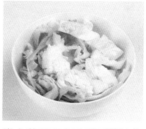

卷心菜丝和白砂糖要搅拌均匀，这样有利于发酵。

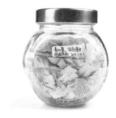

卷心菜放入容器后，写上功效和发酵日期，以免时间久了遗忘。

白萝卜酶

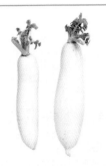

白萝卜中的芥子油和膳食纤维能促进胃肠蠕动，帮助消化；淀粉酶能分解食物中的淀粉、脂肪，促进吸收。

《本草纲目》中说，白萝卜是"蔬中最利者"，具有下气消食、利大小便、缓解胀气等作用。

白萝卜酶的制作方法

1 尽量选择叶子较绿、坚硬、支根不多的白萝卜。将白萝卜放入清水中浸泡10分钟后清洗干净，然后擦干水，切成小块或条。

2 称白萝卜条的重量，准备相同重量的白砂糖。把白萝卜条和60%的白砂糖混合均匀，放入容器中，再将剩余的40%白砂糖全部倒入容器，拧紧盖子。

将食材名称、功效、腌制日期等内容记录在标签上，将标签贴在容器上。

3 当白萝卜条上的白砂糖溶化一半后，为了使底部的白砂糖更好地溶化，应每天上下晃动容器，直至所有白砂糖完全溶化为止，大概需要15天。

4 把容器放在室内阴凉处，避免阳光直射。从腌制的第一天开始，要进行长达6个月的发酵过程。发酵阶段结束后，用过滤网滤出发酵液，单独放入另一个容器，进行长达6个月的二次发酵和熟成过程。

5 发酵好后，应在室温下进行保存。饮用时，发酵液和水的比例以1：3为宜，也可以根据个人喜好调整。

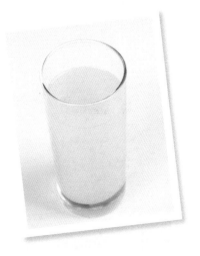

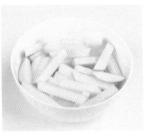

白萝卜切成条，能得到更多的发酵液。

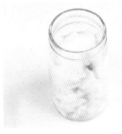

将白萝卜条和60%的白砂糖放入容器后，再放入剩余的白砂糖，避免腐烂。

洋葱酶

健胃润肠

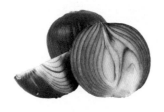

洋葱中的大蒜素有浓郁的香气，能刺激消化液分泌，增进食欲，促进消化，对萎缩性胃炎、胃动力不足、消化不良等引起的食欲不振有明显改善作用。

洋葱酶的制作方法

1 选购洋葱 800 克。将洋葱清洗干净，尽可能去除表面的水分，再切成小块。

2 称洋葱的重量，然后准备相同重量的白砂糖。

3 将洋葱块和 60% 的白砂糖混合在一起，装入容器中，将剩余的 40% 白砂糖全部倒入容器中，拧紧盖子。将食材的名称、功效、腌制时间等资料写在标签上，再将其贴在容器上。

4 当洋葱块上方的白砂糖溶化一半后，为了使底部的白砂糖更好地溶化，需要每天上下晃动容器，直至所有白砂糖完全溶化。这个过程大约需要 15 天。

5 将容器放在室内阴凉处，避免阳光直射，开始长达 180 天的发酵过程。发酵结束后，用过滤网过滤出发酵液，放入另一个容器中，进行长达 6 个月的二次发酵和熟成过程。

6 发酵液可在室温下进行保存，避免阳光直射。饮用时，发酵液和饮用水的比例可以是 1 ∶ 3，也可以根据个人喜好进行调整。

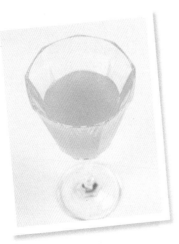

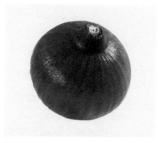

要选择粗实、外观完整、表皮光滑、无裂口或腐损的洋葱。

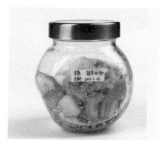

洋葱占容器的 80% 最好，以避免在发酵过程中有液体溢出。

老南瓜酶

保护胃肠黏膜，
防治胃肠炎、结肠癌

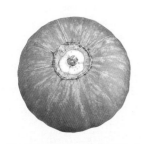

南瓜中含有丰富的维生素A，可参与胃肠内的上皮组织的正常代谢，保护胃肠黏膜，促进溃疡愈合；南瓜富含膳食纤维，可让消化道免受粗糙食品的刺激，预防胃肠炎、胃肠溃疡；南瓜中所含的甘露醇有润肠通便的作用，可减少粪便中毒素对人体的危害。

老南瓜酶的制作方法

1 选择个大、皮硬、有光泽、黄色的南瓜。将南瓜洗净，沥干，去瓤、籽，切成小块。

2 称老南瓜块的重量，准备相同重量的白砂糖。把切好的老南瓜块和60%的白砂糖混合均匀，放入容器中，将剩余的40%白砂糖全部倒入容器中，拧紧盖子。将食材名称、功效、腌制的日期等内容记录在标签上，再将其贴在容器上。

3 最上面的白砂糖完全溶化需要7~10天，之后可以每天上下晃动容器，直至所有白砂糖完全溶化，这个过程大概需要15天。

4 把容器放在阴凉处，避免阳光直射。从腌制的第一天开始，进行长达180天的发酵过程。发酵结束后，用过滤网过滤出发酵液，放入另一个容器，进入长达6个月的二次发酵和熟成过程。

5 发酵液可在室温下保存，但要避免阳光直射。饮用时，发酵液和水的比例以1∶3为宜，也可以根据个人喜好进行调整。

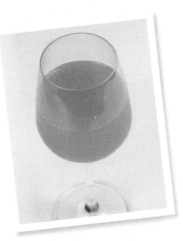

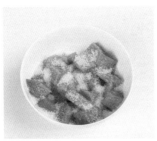

南瓜洗净，去皮和瓤，切成小块，与60%的白砂糖混合均匀。

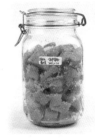

老南瓜块和白砂糖放入容器后，要拧紧盖子，避免异物和水进入导致腐烂。

生姜酶

促进消化的佳品

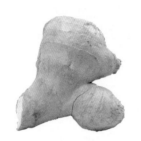

生姜中的姜辣素成分不仅能够促进消化液分泌，增进食欲，而且可使肠张力、肠蠕动增加，可辅助治疗因过多食用寒凉食物而引起的腹胀、腹痛、腹泻、呕吐等肠道疾病。同时，姜辣素还是很强的抗氧化剂，可清除体内的自由基，抑制肿瘤形成和生长。

生姜酶的制作方法

1 生姜洗净，去除水分，切成薄片备用。

2 称生姜片的重量，准备相同重量的白砂糖。把生姜片和60%的白砂糖混合在一起，装入容器中，再放入剩余的白砂糖，封口。将食材名称、功效、腌制日期等内容记录在标签上，将标签贴在容器上。

3 当生姜片上面的白砂糖溶化一半时，要每天上下摇晃容器，以让底部的白砂糖更好地溶化，这个过程持续到白砂糖完全溶化为止，大概需要15天。

4 将容器置于室内阴凉处，避免阳光直射。开始腌制后，要保证生姜片完全浸没在发酵液里，这样可以防止生姜片发霉和腐烂。180天的发酵结束后，用过滤网将发酵液过滤出来，放入另一个容器，进入长达6个月的二次发酵和熟成过程。

5 发酵液可在室温下保存，但要避免阳光直射。饮用时，发酵液和水的比例以1∶3为宜，也可以根据个人喜好进行调整。

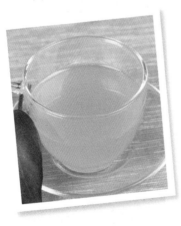

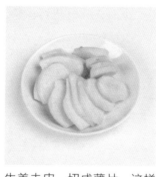

生姜去皮，切成薄片，这样有利于产生更多的发酵液。

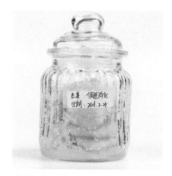

生姜片和白砂糖放入容器后，盖紧盖子，再将写有功效和腌制日期的标签贴在瓶身上。

挑战早、中、晚酶饮食

酶能帮助食物分解，使食物更好地被肠道消化吸收，酶是消化能够顺利完成的功臣。在日常生活中，除了喝些发酵液，也可以吃些富含酶的蔬果汁和菜肴，以帮助维持肠道健康。

早晨来杯黄瓜猕猴桃汁，清除肠道有害物质

材料 黄瓜100克，猕猴桃50克，葡萄柚150克，柠檬25克。

做法

1 黄瓜洗净，切小块；猕猴桃洗净，去皮，切小块；葡萄柚、柠檬分别洗净，去皮、籽，切小块。

2 将上述食材和适量水一起放入榨汁机中搅打即可。

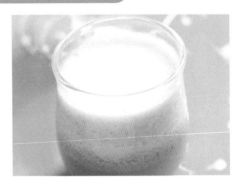

中午吃份白菜豆腐，利尿通便

材料 白菜200克，北豆腐100克，姜丝、葱花各5克，盐2克，醋10克，植物油适量。

做法

1 北豆腐洗净，切小块；白菜洗净，切片。

2 锅内倒油烧热，爆香姜丝、葱花，加豆腐翻炒片刻，再放白菜片炒匀，加适量水炖15分钟，加入盐、醋调味即可。

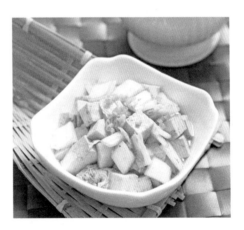

晚上喝一碗香蕉粥，防治便秘

材料 糯米100克，香蕉1根，冰糖5克。

做法

1 糯米洗净，浸泡4小时；香蕉去皮，切丁。

2 锅置火上，倒入适量清水烧开；倒入糯米，大火煮沸后转小火，煮至米粒熟烂；加香蕉丁煮沸，再放入冰糖，煮至化开即可。

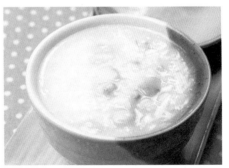

一周补酶排毒餐单

星期	早餐	午餐	晚餐
一	龙须菜鱼粥1份 菠菜苹果汁1杯 核桃仁1小把	海苔饭卷1份 豆芽鸡丝1份 炝炒卷心菜1份	蘑菇螺丝面1份 紫菜炒冬瓜1份 红烧鱼1份
二	樱桃低脂牛奶1杯 南瓜番茄三明治1份	燕麦大米饭1份 韭菜肉丝1份 葱椒牛肉丁1份	味噌米粉汤1份 青椒炒肉1份 杏仁1小把 胡萝卜汁1杯
三	甘薯山药酸奶1份 黄豆紫米豆浆1份 腰果1小把	萝卜蔬菜面1份 蒜香豆腐1份 甜菜猪肉汤1份 苹果汁1杯	意式番茄饭1份 时蔬炒蛋1份 胡萝卜卷心菜汁1杯
四	胡萝卜猪肉饺子1份 牛奶1杯	素炒米线1份 胡萝卜菠菜冬瓜球1份 海带芽拌鲔鱼丁1份	白米饭1份 青椒炒鸡蛋1份 蟹味菇炒肉片1份 胡萝卜汁1杯
五	豆浆1杯 海鲜沙拉1份 核桃仁1小把	枸杞绿藻面1份 炒西蓝花豌豆洋葱1份 番茄汁1杯	葡萄干花生米饭1份 醋熘白菜1份 杏仁1小把
六	玉米粒菜丁鸡蛋粥1份 燕麦奶茶1杯 巴旦木1小把	咖喱番茄豆泡1份 蒸鳕鱼1份 猕猴桃汁1杯	空心菜牛肉炒面1份 醋熘土豆丝1份 胡萝卜汁1份
日	玉米鲔鱼三明治1份 脱脂牛奶1杯 核桃仁1小把	香菇油菜蒸包1份 香菇丝蒜片烤蛤蜊1份 番茄炒冬瓜1份 黄瓜汁1杯	番茄鸡蛋面1份 香芹豆腐干1份 虾仁炒芦笋1份 番茄柠檬汁1杯

专题

发酵食物也是人体补充酶的好方法

· · · · · · · · · ·

随着年龄增长，人体内的酶会逐渐减少，但可以通过每天摄入适量发酵食物来补充，因为发酵食物中含有大量的酶。此外，发酵食物含有丰富的乳酸菌，能调节肠道菌群的平衡，对身体健康很有好处。下面介绍几种主要的发酵食物。

纳豆：纳豆激酶抑制肠内有害菌

纳豆是以黄豆为原料发酵而成的深加工制品，所含纳豆激酶不受胃液的强酸影响，可以顺利通过胃液到达肠内，抑制肠道内的有害菌和病毒，给有益菌创造一个良好的生长环境，使肠道内菌群达到一个有利于健康的动态平衡，预防便秘。

医生叮咛

纳豆的正确吃法

晚餐吃纳豆效果最好。因为食用纳豆后的 1~12 小时内纳豆激酶会发挥溶解血栓的功能。纳豆激酶不耐热，加热到 70℃ 活性就消失了，所以纳豆生吃效果最好。另外，纳豆开封后一定要放在冰箱内低温保存。

味噌：乳酸菌清除肠道垃圾，保持肠道清洁

味噌是由米、黄豆、盐和天然曲菌经过发酵制成的。它含有大量乳酸菌，能调节肠道菌群，提高食物消化率，帮助人体消化食物，清除肠道垃圾，达到预防和缓解便秘的目的，有利于保持肠道清洁。

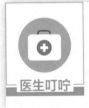

医生叮咛

味噌的使用方法

味噌不耐煮，所以煮汤时可最后放入，略煮一下即可，这样可保留味噌的香气，让汤更鲜美。若想用味噌炖煮食物，可先放 2/3 的味噌融入炖汤中，使食物入味，起锅前再加入剩余 1/3 的味噌来提香。此外，味噌盐分较高，不宜摄入过多。

酱油：乳酸菌和有机酸能提高杀菌效果

酱油是由黄豆、小麦、盐经过制曲、发酵等程序酿制而成的。它含有大量乳酸菌和有机酸，能够抑制大肠内有害菌的繁殖，维持肠道菌群的平衡，有利于提高肠道免疫力，保持身体健康。

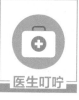
医生叮咛

如何安全食用和保存酱油

1. 酱油在生产、储存、运输的过程中，常会因卫生条件不良而导致被污染，甚至混入能感染肠道的致病菌，所以酱油最好不要生吃。
2. 盛放酱油的瓶子不要混入生水，可以放少许香油或放几个蒜瓣，能防止酱油发霉。
3. 酱油长了白膜就不要再食用了，因为这层白膜是由产膜性酵母菌污染酱油引起的发霉现象，食用后对身体有害。

泡菜：乳酸菌增加肠道中有益菌

泡菜是将各种蔬菜洗净，沥干，放入花椒盐水中经过发酵而制成的。它含有丰富的乳酸菌，能刺激消化腺分泌大量消化液，帮助食物消化吸收。所以常吃泡菜能增加肠道中的有益菌，抑制有害菌繁殖，降低罹患肠道疾病的概率，且能增强身体抵抗力。

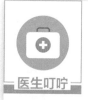
医生叮咛

泡菜制作的关键

泡菜制作成功的关键是忌沾油和忌细菌。
1. 泡菜坛清洗后晾干再使用。
2. 泡菜坛盖的周围要用水密封，忌进入空气，以免滋生细菌。
3. 每次从坛子中取泡菜的工具一定要专用，避免沾油。

苹果醋：保持肠道酸碱平衡

苹果醋是指用苹果发酵制成的苹果原醋，再兑以苹果汁等原料做成的调味饮料。它属于碱性物质，不仅能促进体内的酸性物质排出，保持肠道酸碱平衡，而且能促进胃肠蠕动，起到润肠通便的作用。

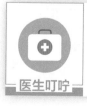
医生叮咛

如何饮用苹果醋

1. 建议每天早晚餐后饮一杯苹果醋，以促进消化吸收，改善便秘。
2. 制作黄瓜或莲藕等凉拌菜时，可以加入苹果醋调味，既可以增加小菜的风味，也可以帮助杀菌，有效预防肠道感染。

PART

4

肠道菌群决定
肠道生命力

肠道是 10 万亿细菌的"欢乐森林"

人的肠道里寄生着大量细菌，有 10 万亿之多，重量可达 1~1.5 千克，这些细菌被称为肠道菌群，它们大致可以分为三大类：一类是有益菌（也叫益生菌）；一类是有害菌；还有一类是中性菌，它们在某些条件下会对人体产生危害，在正常情况下则不会。

正常情况下，肠道内的三大类细菌会和平相处，维持一定的平衡关系。但如果它们之间的平衡被打破，就会影响身体健康，进而导致生病。也就是说，即使肠道里有很多细菌，只要它们之间的平衡不被打破，身体就可以保持健康。

肠道菌群的分类

种类	肠道环境	代表菌群
有益菌	占据优势时，肠内环境相当良好	双歧杆菌、乳酸杆菌等
有害菌	占据优势时，导致生病甚至短寿	金黄色葡萄球菌、溶血性链球菌等
中性菌	正常情况下，益多害少，但一定条件下，也可能会转为有害菌	大肠杆菌、肠球菌等

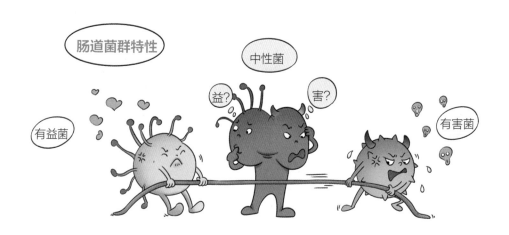

肠道菌群比例适当，
慢性病远离你

肠道中的有益菌和有害菌比例适当，有利于维持肠道菌群平衡，此时高血压、糖尿病、冠心病、高脂血症等慢性病就会远离你。

吃饭也是为了满足肠道菌群的营养需要

肠道菌群的细胞总量是人体细胞数量的 10 倍，如果这些肠道细菌都开始产生毒素，破坏身体组织和器官，那么身体很容易得病。因为数量庞大的肠道菌群不停地繁殖，需要营养补充，所以每天吃饭也是为了满足肠道菌群的营养需要。

吃什么决定了肠道菌群的组成

人们给肠道菌群提供的营养成分，决定了什么样的细菌可以在肠道里生长。如果我们吃了很多富含蛋白质的肉类食物，那么蛋白质和脂肪来不及完全消化就进入大肠，会产生大量的有害菌。

这些有害菌很多都有潜在的致病性。比如，把"肉块"放在肠道这样温暖、潮湿、无氧而有大量细菌的地方，它就会腐败、发臭。所以很多爱吃肉的人"放屁"很臭。吃很多肉的人，不仅养了一大群"吃肉"的细菌在自己的身体里，而且这些细菌会使肉腐烂，产生各种毒素，使人患各种慢性病。

如果进入大肠的是比例合适的碳水化合物、脂肪、蛋白质的话，就不会出现腐败、发臭的现象。现代的很多慢性病，都是进入大肠的脂肪和蛋白质太多，而碳水化合物太少导致的。

摄入过多动物性蛋白质的饮食不可取

对于人体来说，蛋白质是不可缺少的营养素之一，每天每千克体重以 1.0~1.2 克的标准摄入蛋白质为宜，如体重 60 千克的人，每天应摄入 60~72 克蛋白质。

大部分人认为动物性食物才是蛋白质的绝佳来源，实际上，谷类和豆类也含有充足的蛋白质。我们每天可以按照植物性食物占 85%~90%，动物性食物占 10%~15% 的比例，享受新鲜的食物，这样有利于维持肠道菌群平衡。

如果一味只摄取动物性蛋白质，肠道反而会变成病菌的"温床"，久而久之，人体就会被各种各样的慢性病找上。

有益菌是肠道内的正能量代表

有益菌作为肠道内正能量的代表，不仅能使肠道变得干净，而且有很多其他的作用。

协调身体的免疫系统运作、提高免疫力

有益菌对身体的免疫系统有协调功能。因此，如果肠道内的有益菌占优势，伤口会很快愈合，即便得了感冒也会很快康复，而且能够增强身体对癌症的抵抗力。

保持肠道内的酸性

有益菌会生成乳酸和醋酸等，从而保持肠道内的酸性。这些强酸具有防御病毒和毒素侵入、预防感染的功能。酸还具有加快肠道蠕动的作用，可促使排便顺畅，让肠道保持干净。

制造维生素

有益菌可以制造维生素 B_1、维生素 B_2、维生素 B_6、维生素 B_{12}、维生素 K 等使人精力旺盛和帮助美容的维生素。

有益菌为我们的身体所做的各种事情

提高免疫力、预防感染 → 制造维生素 → 预防生活习惯病 → 辅助消化、吸收 ▶ 调整身体状态，延缓衰老

有益菌优势度的自我检查

一般可以这样认为，肠道干净的人就是体内有益菌占优势的人。在下面的项目中，与自己相符的项目越多，你的肠道就越接近理想状态。

- □ 没有排便方面的烦恼
- □ 虽然有时也会放屁，但几乎没有味道
- □ 几乎每天都喝酸奶和乳酸菌饮料
- □ 喜欢吃蔬菜和豆类等富含膳食纤维的食物
- □ 对酒精类饮品很谨慎
- □ 很少感冒
- □ 每天进餐时间、就寝时间几乎是固定的
- □ 几乎感觉不到压力

【判定】

8 项符合

可与婴儿相媲美的理想肠道环境！保持即可。

5~7 项符合

有益菌有可能会减少，应适当注意。

2~4 项符合

有益菌开始减少，需要审视自己的生活习惯。

0~1 项符合

或许您的肠道已经成了有害菌的天堂。现在，马上，开始改善。

有益菌的数量和活力是可以增加的

　　有益菌的数量和活力是可以通过调节日常饮食来增加的，下面介绍一些增加有益菌的方法。

酸奶中含有的乳酸菌是一种益生菌，能维持肠道菌群平衡，增强肠道的抵抗力。购买酸奶时，最好买标识上写有"活性乳酸菌"的，这种酸奶对肠道的作用更大

肠道益生菌制剂有很多，最好在医生的指导下服用

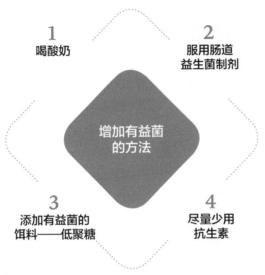

1 喝酸奶

2 服用肠道益生菌制剂

增加有益菌的方法

低聚糖能改善人体内的微生态环境，有利于双歧杆菌和其他有益菌的繁殖，调节胃肠功能，可以选购大豆低聚糖、果糖低聚糖、木低聚糖等

3 添加有益菌的饵料——低聚糖

4 尽量少用抗生素

抗生素用得太多也会造成肠道内微生态平衡被破坏，抑制有益菌的生长，导致腹泻等。建议使用抗生素后喝点酸奶，以补充肠道中的有益菌，每日300 毫升即可

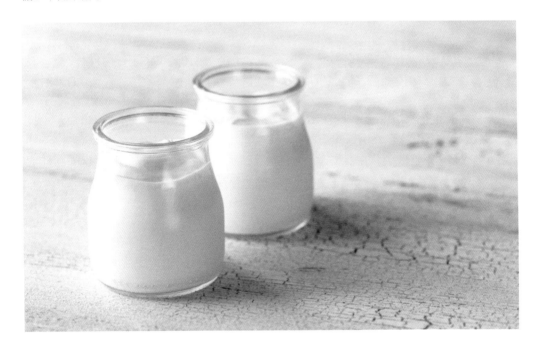

中性菌是立场不坚定的"墙头草"，缺它还不行

肠道内的中性菌主要是大肠杆菌，虽然数量不多，却是肠道菌群中一个非常活跃的"部落"。

为什么说中性菌是"墙头草"

在有益菌处于优势的环境中，中性菌会变成有益菌；而在有害菌繁殖较多时，中性菌会转化为有害菌。实际上，只要将中性菌的数量控制在合理范围内，且只在自己的"地盘"上活动，它对肠道是没有坏处的。但当肠道中有益菌数量减少时，肠道就会失去有益菌的屏障保护，那么有害菌就会攻击肠道，增加肠道的通透性，给中性菌提供进入血液变成肠道"祸害"的机会，从而唤起它的"邪恶"本性，使"本分"的中性菌变成致病菌。

对于中性菌这种摇摆不定的菌群，应该与之和谐相处。

增加肠道中的有益菌 ⋯⋯ 控制中性菌的数量 ⋯⋯ 在自己的"地盘"上活动

中性菌的作用不可小觑

肠道里各类菌群共同生存，大肠杆菌等中性菌虽然仅占 1%～2%，但其作用不可小觑。

促进厌氧菌生长

大肠杆菌是兼性厌氧菌，有氧可生存，无氧也可生存。在肠道内，90% 以上是厌氧菌，非常需要与大肠杆菌共存，因为两者共存，能时刻消耗氧气，创造厌氧环境，促进厌氧菌生长。

构建人体免疫屏障

大肠杆菌中有一种抗原，可以刺激人体产生低度的抗体，激活淋巴细胞，从而使人体自动形成一道护卫健康的屏障，而大肠杆菌正好可以阻止边缘细菌的入侵，保证肠道健康。

如果有害菌获胜，
身体就会出现各种状况

如果有害菌繁殖过多，就会给身体造成重大伤害。

出现臭屁和臭便
当有害菌占据优势时，肠道内的食物很容易腐败、发酵，放出气味强烈的臭屁。有害菌还会将肠道中的食物残渣剩余的蛋白质、氨基酸等进行再次分解，生成硫化氢等有害物质，形成恶臭的粪便。

引起动脉粥样硬化和癌症
有害菌所制造的毒素会被肠道吸收，虽然肝脏可以解毒，但若肝脏功能低下或产生的毒素过多而不能被完全处理，毒素就会被运送到全身，有可能导致血管变硬或全身细胞损伤，从而可能引起动脉粥样硬化和癌症。

有害菌的龌龊行为

生成有害气体（粪便素、吲哚等） ▶ 生成致癌物质（亚硝基胺等） ▶ 生成细菌毒素 ▶ 身体不适，疾病的导火索，导致病情恶化

有害菌优势度的自我检查

屁和粪便的臭味是肠道内有害菌增多的直接证据。此外，当有以下症状时，也可认为有害菌已占据优势。

☐　容易感冒
☐　容易疲劳
☐　感觉到压力
☐　喜欢吃肉
☐　讨厌蔬菜
☐　嗜酒
☐　常常想"再多睡一会儿"
☐　皮肤无光泽，看上去比实际年龄要老

【判定】

0 项符合

看上去没有什么问题。

1~2 项符合

似乎有害菌占据优势，现在开始改善还来得及。

3~6 项符合

处于有害菌容易繁殖的状态，应马上重新审视自己的生活。

7~8 项符合

肠道也许已经成了有害菌的巢穴，要马上开始改善。

有益菌和有害菌不必非此即彼，要势均力敌

肠道里的细菌数量庞大，要维持肠道菌群平衡，有益菌和有害菌之间不是非此即彼的，而是和中性菌一起形成了一个势均力敌、相互依存的系统，正是在这种结构稳定的正常系统下，人才不会生病。

有益菌和有害菌的作用

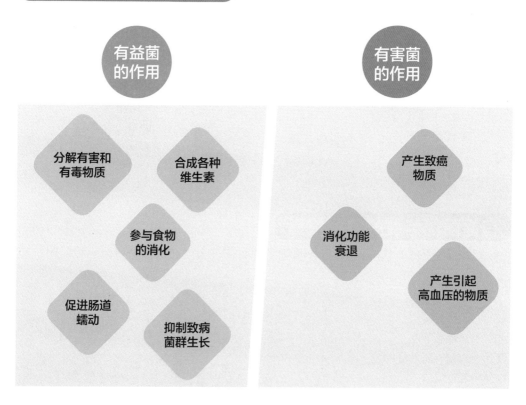

有益菌的作用

分解有害和有毒物质

合成各种维生素

参与食物的消化

促进肠道蠕动

抑制致病菌群生长

有害菌的作用

产生致癌物质

消化功能衰退

产生引起高血压的物质

因此，为了身体健康，不仅要注意外来的致癌物质，而且要注意保持肠道菌群的平衡。

肠道菌群失调的危害

免疫力下降、过敏

抑郁症、自闭症、阿尔茨海默病

1
免疫功能 ·········· **2**
神经系统

6
其他

**肠道菌群
失调**

3
肠道症状

身体疲劳、皮肤
粗糙、衰老

便秘、腹泻、功
能性肠病等

5
代谢功能 ·········· **4**
脏器病变

心血管疾病、糖尿病等

肝脏病变、结直肠癌症

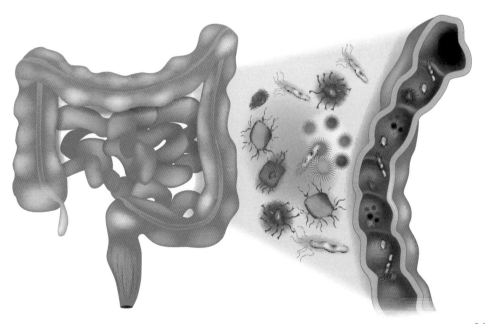

益生元是肠道有益菌的"激活剂"

益生元是指通过选择性地刺激肠道内有益菌的生长和活性，达到改善肠道环境，保持身体健康的食物。它是肠道有益菌的"激活剂"，常食益生元有利于肠道健康。

益生元的作用

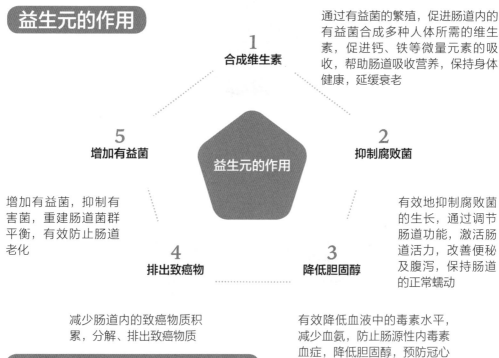

通过有益菌的繁殖，促进肠道内的有益菌合成多种人体所需的维生素，促进钙、铁等微量元素的吸收，帮助肠道吸收营养，保持身体健康，延缓衰老

1 合成维生素

2 抑制腐败菌

有效地抑制腐败菌的生长，通过调节肠道功能，激活肠道活力，改善便秘及腹泻，保持肠道的正常蠕动

5 增加有益菌

增加有益菌，抑制有害菌，重建肠道菌群平衡，有效防止肠道老化

益生元的作用

4 排出致癌物

减少肠道内的致癌物质积累，分解、排出致癌物质

3 降低胆固醇

有效降低血液中的毒素水平，减少血氨，防止肠源性内毒素血症，降低胆固醇，预防冠心病和肝病

人体各个时期都需要益生元

胎儿期：胎儿所需的全部营养都来源于母体血液，若母体肠道菌群失衡，就会有毒素渗入血液，导致胎儿被感染。因此，孕期可适量补充益生元，维持肠道菌群平衡。

新生儿期：是肠道菌群建立的初期，除母乳喂养外，还可根据体重补充合适的益生元。

婴儿断奶期：肠道内双歧杆菌会骤然减少，可适时补充益生元。

青少年期：易暴饮暴食，适时补充益生元来巩固肠道功能。

成人期：面临工作、生活的多重压力，应补充益生元，尤其是习惯性便秘者，更应适时补充。

老年期：有益菌数量减少，有害菌数量增加，补充益生元可助力延缓衰老。

乳酸菌是有益菌中对身体最有益的

在肠道的有益菌中，对身体最有益的是乳酸菌。乳酸菌是糖发酵后分解出的能够产生乳酸的细菌的总称，双歧杆菌、乳酸杆菌是最主要的乳酸菌。

乳酸菌的作用

体细胞能产生一种干扰素，当细菌侵入身体，细胞受到外界刺激时，体细胞会产生抑制细菌繁殖的干扰素，而乳酸菌对干扰素的产生有利

乳酸菌能协助糖分分解，产生乳糖，促进乳糖的吸收和代谢。此外，乳酸菌还能促进磷、钠等矿物质的吸收和多余矿物质的排出

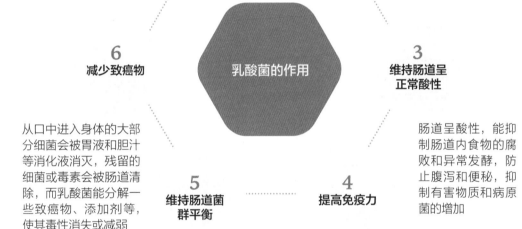

1 促进体细胞干扰素产生

2 促进食物消化、吸收、代谢

乳酸菌的作用

6 减少致癌物

3 维持肠道呈正常酸性

5 维持肠道菌群平衡

4 提高免疫力

从口中进入身体的大部分细菌会被胃液和胆汁等消化液消灭，残留的细菌或毒素会被肠道清除，而乳酸菌能分解一些致癌物、添加剂等，使其毒性消失或减弱

肠道呈酸性，能抑制肠道内食物的腐败和异常发酵，防止腹泻和便秘，抑制有害物质和病原菌的增加

乳酸菌能维持肠道菌群平衡，当病原菌侵入肠道时，避免身体发生肠道感染和食物中毒

乳酸菌能使免疫系统维持活跃状态，还能激活巨噬细胞等免疫细胞，预防癌症等疾病

创造适合乳酸菌繁殖的环境

为了使肠道内的乳酸菌数量保持稳定，就要创造出适合乳酸菌繁殖的环境。

1.摄入富含膳食纤维的食物。富含膳食纤维的食物有非精加工的谷物（糙米、薏米等）、海藻类（紫菜、海带等）、蔬菜、豆类、菌类等。

2.适量饮用酸奶是补充乳酸菌的好方法，但酸奶中的乳酸菌对肠道来说是外来菌群，能否在肠道中扎根因人而异。

每天喝 300 毫升酸奶，有效平衡肠道菌群

酸奶中含有大量乳酸菌，当它从喉咙、食管流过，进入肠道时，会为肠道留下大量的有益菌，有利于维持肠道菌群的平衡。

酸奶的好处

1.酸奶是将牛奶中的乳糖发酵成乳酸制作而成的，pH 值较低，能有效抑制肠道内有害菌的繁殖，维持肠道菌群平衡。

2.有些酸奶中会添加益生元，而益生元是有益菌的食物，所以常食酸奶有利于促进有益菌繁殖，有效平衡肠道菌群。

如何喝对酸奶

空腹不宜喝酸奶
空腹时人的胃液 pH 值在 2 以下，而酸奶中活性乳酸菌可以生长的 pH 值在 5.4 以上，所以，空腹喝酸奶，乳酸菌很容易被胃酸杀死，从而大大降低了酸奶中乳酸菌平衡肠道菌群的作用。

酸奶不宜加热
酸奶一经加热，其物理性状就会发生变化，产生分离、沉淀，不仅口味和口感打折扣，而且所含的活性乳酸菌也会被杀死，从而降低了其平衡肠道菌群的作用。

宜饭后喝酸奶
饭后胃液被稀释，胃内的酸碱度很适合乳酸菌生长，所以饭后 2 小时饮用酸奶，其平衡肠道菌群的作用可发挥至最佳。

酸奶的禁忌人群

1.胃酸过多的人不宜多食。

2.胃肠道手术后的人不宜多食。

酸奶的选购

1.冷藏保存。酸奶中的乳酸菌只有在低温下才能生存，所以只有冷藏的酸奶才能保证含有充足的乳酸菌。

2.看蛋白质含量。根据乳制品分类标准，若标准蛋白质 ≥ 1 克，就是乳酸饮料；只有标准蛋白质 ≥ 2.3 克才是真正的酸奶。

3.注意益生菌的数量。许多"量足"的酸奶往往会标明菌种类别和含量，这同样可以成为消费者选购此类产品的标准。

酸奶机让自制酸奶超简单

酸奶对维持肠道菌群平衡有好处，除了购买，还可以用酸奶机自己动手做。

自制酸奶

原料　牛奶 1000 克，酸奶发酵粉 3 克。
工具　酸奶机 1 台。
做法

1　将酸奶机内胆用热水烫过。

2　打开酸奶发酵粉，倒入酸奶机内胆中，然后倒入少量的牛奶，搅拌均匀。

3　当搅拌到没有小颗粒后，倒入剩余的牛奶。

4　再次搅拌均匀，将内胆放入酸奶机中，盖上内盖（如果天气比较冷，为了更好地制作酸奶，可往酸奶机内注入适量的热水）。

5　盖上外盖，通电，约 10 小时后酸奶就做好了。

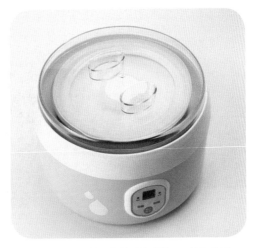

放入酸奶发酵粉，倒入牛奶搅匀，盖上盖子。

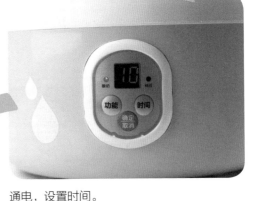

通电，设置时间。

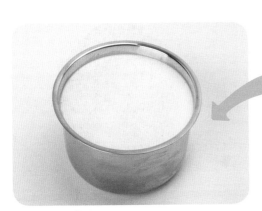

10 小时后酸奶就做好了。

垃圾食品"屠杀"有益菌，增加肥胖和罹患癌症的概率

维持肠道菌群的平衡，有助于排出肠道中的废物和毒素，降低肥胖和患癌症的概率。而常吃垃圾食品会杀死肠道内的有益菌，有害菌数量就会增多，不利于肠道中废物和毒素排出。所以，要少吃垃圾食品。

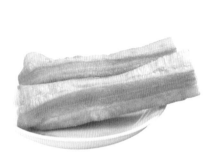

油条、油饼

油炸食品的脂肪含量高，不易消化，会增加肠道负担，容易导致胃酸反流，摄入过多还容易造成肥胖。经高温油炸后的食物易产生致癌物质，会增加罹患大肠癌的风险。

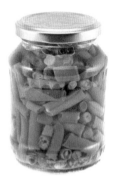

咸菜

腌制蔬菜往往会因为腌制条件不好或腌制时间过久而腐败变质，这时致癌物质亚硝酸盐的含量会大大增加，进食后有致癌风险。

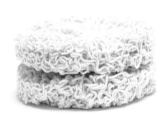

方便面

一般这类食物盐分含量较高，而且加入了防腐剂、香精等，长期食用容易导致胃肠功能紊乱、消化能力下降，甚至埋下罹患肠癌的隐患。

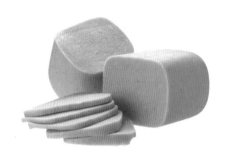

火腿、熏肉等

火腿等食物中往往会添加很多防腐剂以延长保质期，烤鸡、烤鸭等熏烤食物中有致癌物质，经常食用这类食物会增加罹患胃癌的风险。

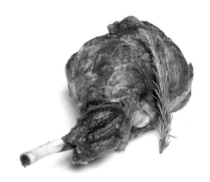

烧烤

烧烤食物，尤其是炭火烤的、烤焦的食物，极易产生致癌物苯并芘，它进入肠道后会导致肠内有害代谢物增多，污染肠道环境，加快有害菌的繁殖。

益肠茶饮不可少

决明子陈皮茶　调理肠胃

材料　决明子、陈皮各3克。
冲泡

　　将决明子、陈皮一起放入杯中，冲入沸水，盖上盖子闷泡10分钟后饮用。

对肠道的好处

决明子可润肠通便，其含有的大黄酚、大黄素等有平喘、利胆、保肝、降压的功效。陈皮可理气，调理肠胃，消除肠道气滞胀痛等不适，但决明子性微寒，不宜多食。

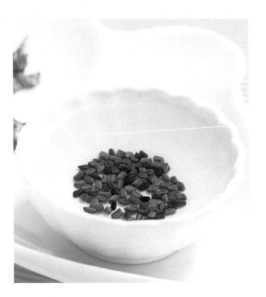

决明子绿茶　保持肠道健康

材料　决明子3克，绿茶5克。
冲泡

　　将决明子、绿茶一起放入杯中，倒入沸水泡5分钟后饮用。

对肠道的好处

决明子性微寒，具有清肝益肾、明目、润肠通便的功效，但不宜多食。绿茶不仅具有提神醒脑、消食化痰、去腻减肥、生津止渴、降火明目、止痢除湿等药理作用，还对辐射、心脑血管疾病有一定的药理功效。

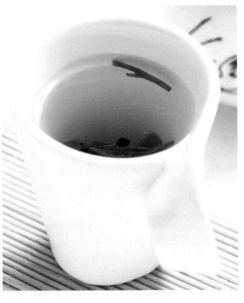

苹果绿茶  刺激肠道蠕动

材料 苹果半个，绿茶适量。

冲泡

1 将苹果切成薄片，备用。

2 将绿茶放入杯中，冲入80℃的水，泡好茶汤后，滤去茶叶，放入苹果片，即可饮用。

对肠道的好处

苹果具有通便、止泻的双重功效，其所含的膳食纤维、有机酸可软化便便，刺激胃肠蠕动，促使便便通畅。绿茶有杀菌消炎的作用。

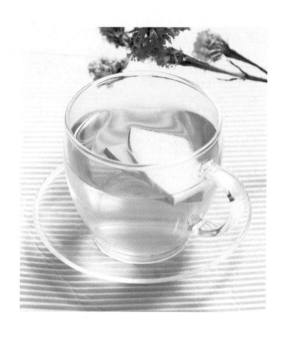

苦瓜薄荷茶 缓解腹部胀气

材料 苦瓜片4片，薄荷叶干品3克。

冲泡

将苦瓜片、薄荷叶一起放入杯中，冲入沸水，盖上盖子闷泡5分钟后饮用。

对肠道的好处

苦瓜含有丰富的维生素C、B族维生素、钙、铁等营养素，不仅是消脂减肥的佳品，而且对肠炎、痢疾也有很好的治疗作用。薄荷则有健胃去风、利胆、抗痉挛的作用，可缓解腹部胀气、腹泻、消化不良、便秘等症状。

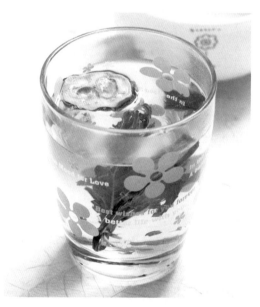

PART

5

别对便便视而不见，
"屁事儿"
也是大事儿

便便的大学问

说到便便，很多人嗤之以鼻，臭烘烘的，有啥可说的。但实际上，便便是人体肠道状况的"展示镜"，能及时反映肠道是否健康。所以，为了肠道健康，有必要仔细观察便便。

了解便便，找到便便与人相互依存的渊源

汉字中繁体字的"糞"是由"米""田""共"三个字组成的。"米"有独立意义，"田"与"共"组成"异"字的繁体字"異"，可以看出，古人朴素地认为便便就是米变成了其他物质。

排便是所有人不可或缺的行为，排出便便才能将体内废物排出体外，保持肠道和身体健康。

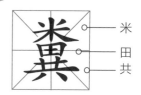

繁体"異"，简体"异"就是大米变成了其他不同的物质。

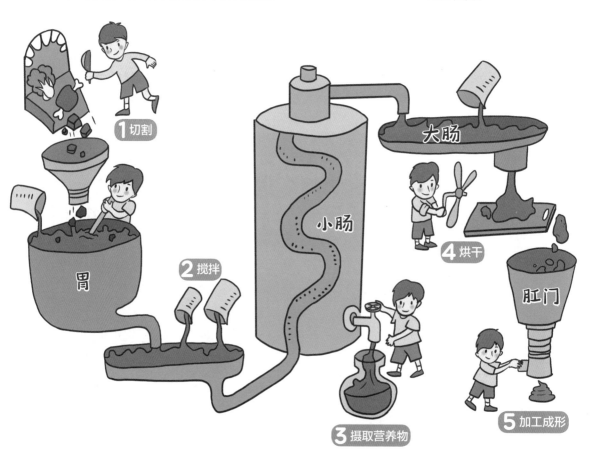

1 切割

胃

2 搅拌

小肠

3 摄取营养物

大肠

4 烘干

肛门

5 加工成形

认识便便，知道便便是怎么形成的

人吃进去的食物一般要经过 1~2 天才能变成便便排出体外。即使进食后马上排便，所排的便也是 1~2 天前吃的食物变的。食物变成便便的时间，因便便的形态而异。腹泻时间较短，便秘时间较长。那么，便便到底是怎么形成的呢？

第一道工序：对食物进行切割

这道工序在口腔中进行。食物在口腔内被切碎，进行初步处理，这里是便便的"发源地"。只有牙齿对食物进行了充分的咀嚼，才能产生好便便，否则便便就会"不合格"。

第二道工序：对切碎的食物进行搅拌

这道工序在胃内进行。食物经过口腔初步处理后，经过食管进入胃，与各种消化液混合搅拌。如果胃部有毛病，那么生产出来的便便也是"不合格"的。

第三道工序：摄取营养物

这道工序在小肠内进行。混合后的食物变成食糜进入小肠，被小肠吸收营养成分，剩下的食物残渣会形成初级便便。小肠是便便最重要的加工场所，如果小肠出现问题，便便的颜色、形状、质地等都会受到影响。

第四道工序：烘干

这道工序在大肠内进行。初级便便中的大部分水分会被烘干，同时逐渐成形。大肠里的细菌会对便便中残留的蛋白质、脂肪等物质进行分解。分解产物本身会有一定的臭味，这样，便便的颜色、质地、气味就形成了。大肠对便便的外观形成也很重要。如果大肠有炎症或肿瘤，便便就会变稀。如果便便在大肠内的停留时间过长，便便就会变干、变硬，从而导致便秘。

最后一道工序：加工成形

这道工序在肛门处进行。通过肛门的挤压，便便会呈圆柱形或金字塔形，但这也与便便的质地有关。便便太稀，肛门会喷出便便；便便太硬，肛门就没有办法一下子将便便排出来，所以，便秘时经常会看到羊粪蛋形状的便便。

简单地说，便便 =（食物 − 营养素）+ 肠内细菌。

食物中的营养素被吸收后，其残渣与肠内细菌混合形成的物质就是便便。

观察便便，及时了解肠道健康状况

通过观察便便，可以检查身体的健康状况。详细介绍见下页。

最好的健康自检法：每天观察便便

　　说到便便，很多人都会感到羞涩，实际上，便便是肠道健康的晴雨表，而且最好的健康自检法就是每天观察便便。

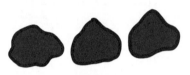

黑色便便
消化道前段出血

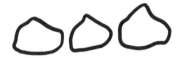

白色便便
胆囊、肝脏、胰腺有问题，
需要及时就医

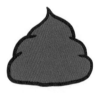

红色便便
痔疮或大肠炎症，
需要就医诊治

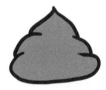

油腻的黄色便便
胆囊炎、小肠感染

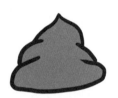

绿色便便
蔬菜吃得太多或
胆道功能不佳

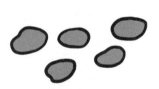

硬粒粒便便
饮食中缺乏膳食纤维

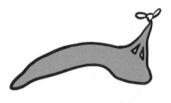

黏在纸上的便便
吃了太多油脂

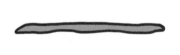

长棍细便便
大肠功能障碍，
需要就医

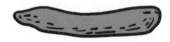

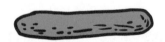

香蕉便便
最理想的状态

香蕉形或金字塔形便便：
健康便便的标准

香蕉形或金字塔形便便是健康便便的标准，那么这类便便有什么特点呢？

颜色：便便的颜色受进食食物种类的影响，但整体上应呈棕褐色或黄褐色。如果是进食了某种食物导致便便出现特别的颜色，比如进食大量蔬菜后便便呈绿色，那么停止进食这种食物后便便应恢复正常，否则即为异样。

形状：香蕉形、金字塔形均为正常便便。

硬度：软硬适中，含水量在 60%~75%。

重量：直径 2~3 厘米，重量约 250 克，总长度约 15 厘米。

频率：每天不超过 3 次，每周不少于 3 次。

密度：从肛门分两三条排出，柔和滑出，沉入水中，不会浮在表面。

时间：5~10 分钟排泄完毕，不需要过分用力，有充分的黏液包裹，排便后感觉很顺畅，不会有残留便意。

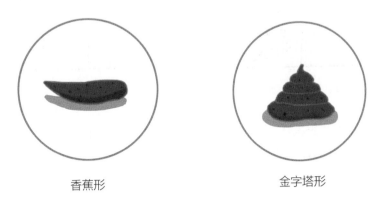

香蕉形　　　　　　　　　　　　金字塔形

注：一般来说，老人由于胃肠蠕动功能不好，在排便时间、间隔上都会稍微长一些。

你蹲马桶的姿势可能不正确

香蕉形或金字塔形便便形成后，能否顺利排出和蹲马桶的姿势是密切相关的。顺利排出便便也是需要一定技巧的。不排便时，直肠和肛门呈直角，肛门也处于闭合状态，这样便便就不会轻易漏出来；排便时，直肠和肛门呈120°角，以增加腹压，促使便便顺利排出。

坐便的正确姿势

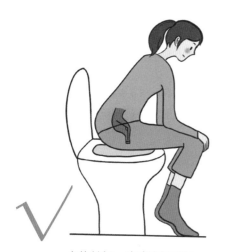 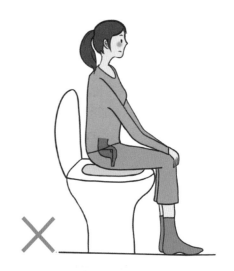

身体前倾，稍稍抬起脚跟

如果排便时不用力就拉不出便便，那么应该好好利用侧腹部的肌肉。

侧腹肌的位置：双手叉腰，咳嗽两下，腹部会动的两块肌肉就是侧腹肌。

方法：排便时上半身前倾，双手轻轻往侧腹肌用力，做几个深呼吸，用力时间控制在几秒即可，不宜过长。

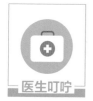

医生叮咛

小肠"喜欢"协同工作

如果用力还是排不出便便，可用纸巾捂住口鼻，深呼吸几次，促使便意产生。若再出不来，就要等下一次有便意再去厕所了。

便便也有"喜欢"的食物

生活中，人们常常为拉不出健康的便便而发愁，却很少有人意识到要从原料中找原因。也就是说，想拉出健康便便，就要找到便便喜欢的食物且保持良好的饮食习惯。

	种类	原因
便便喜欢的食物	五谷杂粮，如玉米、糙米、黑豆等	提供足够的膳食纤维和维生素，既可以使便便疏松，还能促进肠道蠕动，清除肠道垃圾
	蔬果，如绿色蔬菜、胡萝卜、莲藕、苹果等	
	坚果、菌藻类，如花生、蘑菇、海带等	
	乳制品，如酸奶、奶酪等	能增加肠道内有益菌的数量，促进肠道蠕动，预防便秘
便便讨厌的食物	过于油腻的食物，如肥肉、油炸食物等	会增加便便的黏稠度，还会刺激肠道黏膜，降低肠道蠕动的速度
	刺激性的食物，如辣椒、大葱、香料、酒、浓茶、咖啡等	会升高便便的温度，减少便便中的水分，还会刺激肠道和肛门，引起便秘

为了拉出健康的便便，我们要养成良好的饮食习惯。

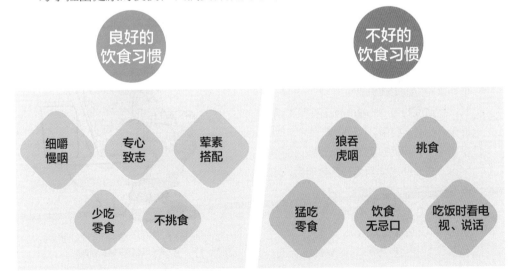

良好的饮食习惯：细嚼慢咽、专心致志、荤素搭配、少吃零食、不挑食

不好的饮食习惯：狼吞虎咽、挑食、猛吃零食、饮食无忌口、吃饭时看电视、说话

切记，排便不可太用力

生活中，很多人都有过排便时使劲用力的经历，尤其是便秘时，常常会持续几分钟都在用力。其实，这个习惯并不好，很容易对身体造成伤害。

危害 1：引起痔疮、脱肛

长期用力排便会导致腹压升高，妨碍静脉血回流，容易引起痔疮、脱肛等疾病，对于原来就患有此疾病的人，容易导致病情复发甚至加重。

危害 2：诱发心脑血管疾病

用力排便时由于屏气使劲，很容易造成脑部缺氧，诱发心脑血管疾病，对于本身就有这方面疾病的人，很容易导致病情复发甚至加重。

危害 3：导致性生活障碍

由于长期用力排便，会使直肠疲劳，出现盆腔底部痉挛性收缩和肛门收缩过紧的情况，这样会导致性欲减退或不射精等情况。

由上可知，用力排便的后果很严重，所以，大家在排便时一定要保持冷静，顺其自然，不要过分用力。如果出现便秘，要及时治疗。平时养成良好的生活习惯，使排便顺利进行，应该注意以下几点。

1. 若有便意就要立即上厕所，且不要玩手机或看书，尽量保持专注。
2. 排便时要采取正确的姿势，这样有利于便便顺利排出（详见第 106 页）。
3. 蹲厕所时间控制在 5 分钟以内，若仍无便意，就应该结束。
4. 排便时不可用力过猛，以免对肛门造成损伤，应慢慢增加力量，顺势用力。排便不畅的时候，适当提肛更有效。
5. 排便结束后应先抬起臀部，再慢慢直腰站立，以防眩晕或晕厥。

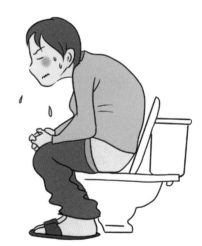

一旦出现排便困难，要及时找出原因，及时治疗，否则会危害身体健康

小妙招助你摆脱便秘

便秘若不及时治疗，会给身体造成巨大的伤害。下面教你几个防治便秘的小妙招，让你尽早摆脱便秘。

 晨起空腹饮水

肠道内食物残渣的水分会被不断吸收，导致肠道蠕动减慢，体内缺水也很容易导致便秘。而夜间肠道处于休息状态，晨起空腹喝水，能使肠道运动加快，让水分迅速输送到肠道，增加粪便的含水量，柔软的粪便也更易排出，所以晨起空腹饮两杯温开水（每杯240毫升）有助于预防便秘。

 空腹喝凉牛奶

空腹喝凉牛奶有通便的作用，一是因为凉的刺激会加速肠道蠕动，二是因为牛奶中含有大量乳糖，而很多中国人都缺乏分解乳糖所需的乳糖酶，乳糖不被消化就直接进入直肠而迅速排出体外，所以空腹喝凉牛奶能辅助治疗便秘。

3 适时补充益生菌

益生菌有抑制肠道内有害菌的生长、平衡肠道菌群、保持健康的肠道环境和软化粪便的作用。此外，适时补充益生菌还能促进人体新陈代谢，提高肠道免疫力和消化能力，有助于缓解便秘。

服用益生菌粉是补充益生菌最有效的方法，能将其迅速定植在肠道内，有效净化肠道环境。

5 按摩肚子

一般来说，按摩肚子能促进肠道运动，有效缓解便秘，但要注意方法。按摩肚子要按照顺时针的方向（肠道蠕动的方向）画圈按摩，每次10圈，且要加强在肚脐左下角、左上角和右上角三个点（即下图的①、②、④）的按摩力度，因为这三个点是大肠弯曲的位置。每天睡前按摩10圈能帮助肠道运动。

4 饭后吃梨

梨香脆多汁、鲜甜可口，深受大众的喜爱。梨富含多种维生素，其中维生素C的含量丰富，钾含量也不少，还含有能使人体细胞和组织保持健康状态的氧化剂，因此有利于保持身体健康。

每100克梨中含有3克非可溶性膳食纤维，能帮助预防便秘和消化道疾病，帮助清洁肠道。所以，长期便秘的人应多吃梨。

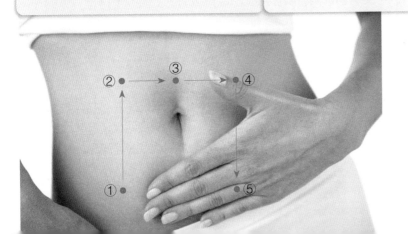

便血不容忽视

遇到便血，很多人都以为是上火或痔疮发作，是小毛病，其实不然。便血虽然是一种很常见的消化道疾病症状，但也可能是消化道癌症的信号。因此，一旦出现便血，一定要重视。

但也不要过于担心，因为并不是出现了便血就患了消化道癌症，像痔疮、肛裂、肠道血管病变、结肠息肉等也可能表现为便血。在这些原因中，成人最常见的原因是痔疮出血，儿童最常见的原因是息肉出血，只有老年人出现便血时，才考虑是否是大肠癌。

不同疾病便血特点不同

便血原因	便血特点
胃、食管疾病导致的便血	便血颜色并非鲜红色，而是有些发黑
痔疮便血	1. 常为鲜红色，附着于便便表面，不与便便混淆，也可能表现为单边前后滴血 2. 便秘时甚至可能会是喷射状地出血
肛裂便血	1. 便血量较少，常见于手纸上，也可能在排便时出血 2. 便便时或伴有肛门剧痛
息肉便血	粪便正常，血常附着于粪便上或便后滴血，且排便时无不适感，多见于儿童
大肠炎症便血	有急性、慢性之分，除了便便次数和性状改变外，还会伴有腹痛、腹泻、全身乏力等症状
大肠癌便血	1. 多为持续性、慢性带黏液血便，和粪便混在一起，且频频有便意 2. 有时只解出一些血或黏液而无粪便 3. 肿瘤离肛门越远，便血发生率越低，约80%的直肠癌患者有便血，30%的盲肠癌患者有便血

预防便便出血的方法

1. 多食新鲜蔬果，多饮水，少食辛辣、油炸食物及酒类等。

2. 晨起空腹喝2杯温水，每天定时排便，且排便时间控制在5分钟以内。

3. 便前便后可坐浴熏蒸，适当增加运动，增强肛门括约肌的力量，促进排便。

4. 若出现便便干燥，不可随便用泻药、清肠药等，因为长期服用这些药物会加重便秘，甚至对药物产生依赖。

屁，身体健康的一面镜子

在公共场合突然放了个屁，且声音特别大，这时，你是不是恨不得找个地缝钻进去？其实，放屁并不是坏事，屁是身体健康的一面镜子。它就像便便一样，通过声音、气味等展示肠道内部的情况。

什么是屁

我们吃进去的食物中有些未被分解或不能被人体分解的膳食纤维、碳水化合物，就成了大肠杆菌的食物。大肠杆菌"饱餐"后就会排气，这些气体在体内不断累积，会形成一股气压，当气压够大时，就会被排出体外，就是屁。所以，放屁是一种自我调节，对人体是有益的。屁的主要成分及其比例如下图所示。

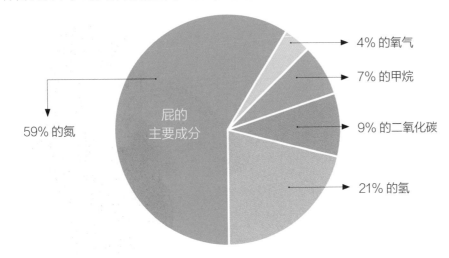

屁的异常表明肠道不健康

屁的异常主要体现在数量、气味、声音等方面。为了更好地了解肠道内部的情况，下面详细说明一下屁的异常情况。

屁的数量

一般情况下，每人每天约释放 500 毫升废气，且次数约为 14 次，这是比较正常的。而以下两种情况则说明肠道是不健康的。

放屁情况	可能原因
一年到头都不放屁	可能是胃肠道出了毛病，肠蠕动减慢导致的
放屁很多	可能是胃部疾病，如胃炎等，也可能是肝、胆、胰等器官的疾病

屁的气味

正常情况下，屁是不会特别臭的。屁之所以臭主要有以下两个原因。

屁中的甲烷和食物残渣中的硫黄成分结合，致使肠道内有害菌增多，导致屁的气味很重。

吃了大量的大蒜、豆类等食物，分解成粪臭素、吲哚、硫化氢等具有恶臭的物质，导致屁奇臭难闻。

因此，屁很臭如果不是因为进食了大量有刺激性气味的食物或过量的肉类，就很有可能是肠道炎症或胃肠功能障碍所导致的。此外，屁臭也是肠癌的一个表现。所以，要对"臭屁"提高警惕。

屁的声音

放屁声音大，其实不是坏事，说明肠道很健康，因为肠道内积攒的废气被排出来了。如果屁味很重，且声音大、次数频繁，就要注意是否有肠道疾病了。

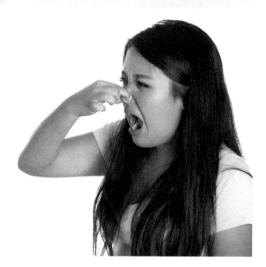

在公共场合放屁虽然会尴尬，但也不要憋着，否则不利于身体健康

医生叮咛

屁有辅助排泄的作用

肠道就像一根管子，上连口腔，下通肛门，而屁就是在这段管子中被制造出来的。吃饭时吸入的空气、从血液进入肠道的气体和食物残渣在肠道内发酵产生的气体一起构成屁的主要成分。就像流水线上的产品，食物残渣作为原料，经过细菌发酵逐渐形成粪便，屁会促进粪便移动，所以屁有辅助排泄的作用。

屁为什么会臭

屁之所以被大家讨厌是因为它臭，屁为什么会臭呢?

屁会臭的原因

屁的成分中有臭味气体

屁中 99% 是无味气体，如氧气、甲烷、二氧化碳等，1% 是有臭味或刺激性气味的气体，包括硫化氢、粪臭素等，所以屁会有臭味，但不会很臭。

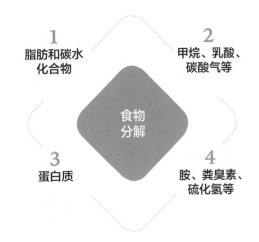

1 脂肪和碳水化合物

2 甲烷、乳酸、碳酸气等

食物分解

3 蛋白质

4 胺、粪臭素、硫化氢等

动物性蛋白质摄入过多

吃进去的食物经过唾液、胃液、胆汁、胰液的消化，营养被吸收，残渣和未被消化的营养素会转移到大肠，在细菌的作用下分解为胺、粪臭素等，所以，屁会臭。如果过多摄入肉蛋奶等动物性蛋白质食物，细菌分解蛋白质时就会释放更多的硫化氢、吲哚等，此时的屁就会特别臭。

此外，若吃了腐败程度较大的食物，就很容易在肠道细菌的作用下放臭屁。若肠道正常菌群失调也会导致食物不能被正常分解，从而产生腐败物质，产生臭气。另外，若患有溃疡性结肠炎、结肠癌、阿米巴痢疾等疾病，也会放出臭屁。

屁臭来源于便便

屁和便便的关系很大，屁中比较臭的部分来源于便便。当肠胃的消化能力下降或便秘时，大量未消化的物质就会积存在结肠内而形成宿便，这就为细菌的发酵提供了绝好的原料。粪便中的蛋白质和脂肪充分发酵，也会形成臭屁。

减少臭屁的方法

1.多吃新鲜蔬果，保持排便通畅。新鲜蔬果是天然的通便剂，能缩短气体在结肠中的停留时间，减少与产气细菌的接触，降低产生臭气的概率。

2.少吃含硫食物。少吃含硫食物是防止臭屁最好的方法。含硫食物有卷心菜、西蓝花、猪肉、牛肉、酒、干果、洋葱、大蒜等。可以用一些低硫食物代替，如用鱼和鸡肉代替红肉，用姜和辣椒代替洋葱、大蒜。低硫蔬果有牛油果、茄子、菠菜、胡萝卜等。

经常放屁很尴尬，按水分穴就行

放屁是身体正常的生理反应，也是身体排毒的一种方式。但经常放屁会很尴尬，可以多按按水分穴。

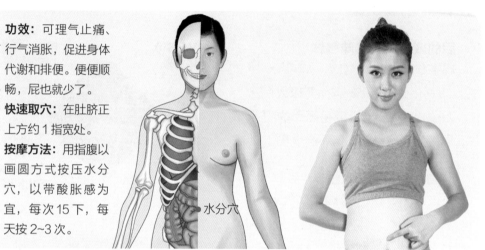

功效：可理气止痛、行气消胀，促进身体代谢和排便。便便顺畅，屁也就少了。

快速取穴：在肚脐正上方约1指宽处。

按摩方法：用指腹以画圆方式按压水分穴，以带酸胀感为宜，每次15下，每天按2~3次。

水分穴

如果嫌找穴位麻烦，可以试试腹部按摩。每天早上或睡前，左右手叠在一起，以肚脐为中心先顺时针按揉腹部30次，然后逆时针按揉30次。长期坚持可以促进肠道蠕动，改善便秘、腹泻的症状。

如果单纯按摩效果不明显，还可以配合食疗或适当吃些中药。

症状	对应策略
便便干结、口干舌燥、常放屁	多吃些蔬果或喝点清热的茶，如菊花茶、绿茶等
便便干结、腹胀、放屁多	可喝点枳壳枳实杏仁水（枳实、枳壳、杏仁粉各5克，水煎服用），坚持服用几天可改善腹胀
体内湿气重，便便黏稠，腹胀、食欲不振、经常放屁	吃些祛湿的食物，如薏米、红薯等

需要特别注意的是，如果长期放屁很多，而按摩、食疗、中药都没有办法改善，那么可能是某些重大疾病的征兆，最好及时就医。

憋屁危害大

当屁在大肠内蓄积到一定体积后，就会刺激直肠，促使肛门括约肌松弛，于是，屁就"夺门"而出。但由于放屁有臭味和声音，所以在不方便时，人们常常会憋着。殊不知，这样憋屁往往会导致一些消化系统疾病。

肠道功能紊乱

经常憋屁会使肠道正常蠕动被抑制，可能会导致肠道功能紊乱，引起各种消化系统疾病。

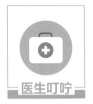

需要就医的情形

当肠道蠕动被完全抑制时，会出现腹胀、腹痛、呕吐、肠梗阻等情况，需要马上就医。

便秘

在肛门"溜达"一圈被憋回小肠的屁，会使小肠扩张，形成"鼓肠状态"，之后屁会被小肠吸收进入血液，加重肝脏、肾脏的代谢压力，还会引起机体组织中毒。更重要的是，憋屁会导致肠道张力异常升高，造成便秘。

腹胀

屁是肠道中细菌分解食物时产生的有害物质，如果长时间憋屁，这些有害物质排不出去，就会被肠道黏膜重复吸收，导致腹胀、胸闷等症状。

腹痛

肠道废气在体内积聚太多会导致腹痛，降低消化吸收的功能，甚至影响排便。而排便时，大肠内会堆积更多的有害物质，产生更多的废气，从而导致恶性循环。

憋不住屁怎么办

1.如果是在公共场合，需要马上找个无人或不太拥挤的地方，痛快地解决一下。
2.如果是在拥挤的地方，如在火车上，尽量找到厕所，如果找不到厕所，尽量不要放出声响，最好在车厢通风的地方，如果这也做不到，那就放完屁马上离开，促进气味消散。
3.如果在与人交谈时要放屁，可以找个借口离开一下，然后处理。
4.尽量不要在走动中放屁，因为运动中屁不会一下子放出来，会出现一连串的响声。

专题

解读宝宝的便便和屁屁
· · · · · · · · · ·

亲爱的爸爸妈妈：

你们好！

你们知道吗？我是你们宝宝的肠道。正常人体的肠道中有数亿个细菌，其中99%都是对人体有益的益生菌。如果缺少了益生菌的保护，人体就会受到另外1%致病菌的伤害。

胎宝宝在妈妈的子宫中，在无菌的状态中生活了9个多月。出生后，宝宝的肠道也需要经历一个从无菌到有正常菌群的过程。这个过程中会出现各种各样的状况，宝宝也就会随之出现各种反应。

但是，你们也别太着急，我知道你们没有透视眼，看不到我。放心，我会把这些状况通过一些信号告诉你们。这些信号就包含在宝宝的便便和屁屁中，别嫌臭，它们可是能反映宝宝健康信息的哦。

此致

敬礼！

宝宝的肠道

便便

宝宝便便的次数和质地常常反映其消化功能的强弱。母乳喂养宝宝的便便呈金黄色，有酸味；人工喂养宝宝的便便呈淡黄色，较臭；混合喂养宝宝的便便与人工喂养的相似，但比较黄、软。一旦便便的质地、色样和次数与平时有异，爸爸妈妈们就要提高警惕了。

红色信号

当宝宝的便便出现以下状况时，就是肠道在报警了，快带宝宝去医院吧。

蛋花汤样便便：如果宝宝的便便像蛋花汤就麻烦了。要知道，患病毒性肠炎和致病性大肠杆菌性肠炎的小宝宝常常出现蛋花汤样便便。

豆腐渣便便：小心，这可能是真菌引起的肠炎。

水样便便：一旦宝宝的便便不是拉出来的而是"喷"出来的，毫无疑问，肯定是腹泻了。这种水样便便多见于食物中毒和急性肠炎。

鲜红色便便：血便说明有地方破了，也说明宝宝的胃肠疾病比较严重。

血便也分为多种情况：如果便便像黏液一样浓稠，且含有鲜血，宝宝可能得了细菌性痢疾、空肠弯曲菌肠炎，需要去医院给宝宝开药；如果便便是像洗肉水那样，并有特殊的腥臭味，很可能是急性出血性坏死性肠炎；如果血色鲜红，不与粪便混合，仅黏附于粪便表面或于排便后有鲜血滴出，很可能是肛门或肛管疾病，如痔疮、肛裂、肠息肉和直肠肿瘤等引起的出血。不过还有一种可能，就是宝宝之前吃了西红柿或西瓜，那妈妈就可以放心了。

黄色信号

以下信号是肠道在提醒爸爸妈妈，要注意宝宝的饮食搭配。

泡沫样便便：如果宝宝吃的淀粉或糖类食物过多，肠道中的食物过度发酵，便便就会呈深棕色带泡沫的水状。

奇臭难闻便便：闻到臭味了吗？肯定是爸爸妈妈给宝宝吃的好东西太多啦！含蛋白质的食物摄入过多就会中和胃里的胃酸，从而降低胃液的酸度。消化吸收不充分，再加上肠腔内细菌的分解代谢，便便往往奇臭难闻。

绿色便便：若便便呈绿色，粪便量少，黏液多，说明宝宝饿了。此外，有些吃配方奶粉的宝宝便便呈暗绿色，是因为配方奶粉中加入了一定量的铁质，这些铁质经过消化道，并与空气接触后，就呈现暗绿色。

屁屁

听到宝宝连续不断的放屁声，有的妈妈会担心地找医生，而有的妈妈则会高兴地说："下气通是好事！"那么，宝宝放屁到底好不好？别急，具体问题要具体分析。

崩出便便的屁

六个月以前的小宝宝常拉稀便，有时放屁会带出一点便便，对此妈妈们不用过多担心，等便便成形后，这种现象会逐渐消失。

臭屁

如果宝宝吃母乳，而妈妈又吃了大量的花生、豆类或产气的蔬菜，如豆角和洋葱等，就会导致宝宝放屁多。而人工喂养的宝宝如果选用了不合格或超出年龄段的奶粉，也会引发消化不良，肠道内堆积未消化的食物，发酵气体就会增多，而且味臭。此外，添加辅食后，如果宝宝吃过多的淀粉类主食或过多肉类，那么放的屁也会很臭。

无味的正常屁

多数六个月内的宝宝放屁间隔的时间都比较短。有时候还会放"连珠炮"，这其实很正常。在肠道菌群建立的过程中，肠道内会因为分解食物而产生气体，这种产气的细菌比较多时，宝宝的屁屁就会增多。这时，如果宝宝没有异常表现，有时候还会显得非常开心，就算屁屁比较多，妈妈也不用担心。

一放屁就哭

有的宝宝在放屁的时候总爱哭，身子扭动，表现出很不舒服的样子，而且放出来的屁有一股酸臭味儿。这可能是喂奶过多、过稠或选用不合适的奶粉造成的，应加喂温开水，

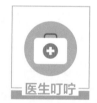

医生叮咛

臭屁伴腹泻应及时就医

如果宝宝放臭屁且伴随腹泻和哭闹，很可能是腹部受凉，或是吃了不干净的食物，应及时就医。

并严格选用适龄奶粉和品牌可靠的奶粉。刚开始吃饭的宝宝应减少淀粉类食物，多吃蔬菜、水果，增加饮水量。此外，妈妈给宝宝轻轻按摩腹部也有帮助。

无屁

有时，宝宝会几天不放屁，这其实也有隐患。如果宝宝不放屁也不拉便便，并尖声哭闹，往往提示宝宝患有肠梗阻，应尽早检查治疗。

PART

6

清肠道、排"毒素"，
动起来吧

运动让肠道通畅，不让垃圾堆积

运动能促进肠道蠕动，排出废物，但现代人代步工具较多，活动量大大降低，尤其是办公室工作者，长期久坐不动，很容易引起消化不良、便秘等肠道不适。要提升肠道活力，适量有效的运动必不可少。

运动对肠道的好处

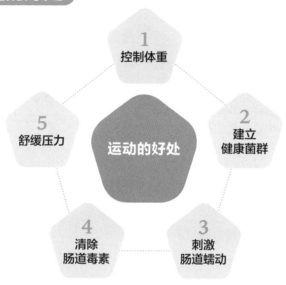

运动的四个原则

原则	具体阐述
渐进性	运动需要从简单的开始，逐渐增加运动强度、时间等，不能一上来就做较强的运动
持续性	运动需要长时间坚持，不能"三天打鱼，两天晒网"，这样根本起不到作用
全面性	运动的时候要考虑到全身是一个整体，不能一味锻炼某个部位或只选择一种运动
意识性	运动要从增强体质出发，这样进行锻炼才能起到好的作用，而且能敦促自己坚持运动，盲目或无目地运动，很可能会让你白忙活

运动强度的把握

运动时，要按照自身的健康状况选择合适的运动量。"三五七"是最简单、最易掌握的一种模式。

"三"—— 每天坚持 30 分钟锻炼。

"五"—— 每周 5 次以上的运动。

"七"—— 运动强度慢慢地达到以下标准：目标运动心率 =170- 年龄。

如一个 50 岁的人，其目标运动心率 =170-50=120 次 / 分。

开始时心率可能在 90 次 / 分左右，然后逐渐地加大运动量，但要保证心率不超过最大心率（最大心率 =210- 年龄）。

除此之外，在判断运动量是否合适时，自我感觉也很重要。若运动时感到全身发热、出汗，运动后虽然有轻度疲劳感，但恢复很快且没有不适感，精神很快恢复，就是合理的，不一定非得按照标准来。

运动要领

1.运动时要选择空气清新、氧气充足的地方。

2.运动前一定要热身，活动一下四肢，逐渐进入运动状态。

3.每天进行运动的时间可以灵活掌握，不必刻意固定在某个时段，但一定要有恒心，坚持不懈。

4.由于运动中出汗会大量损耗体液，从而使速度、力量、耐力及心脏的输出能力都有所减弱，所以在运动前 1~2 小时、运动中及运动后都要适当地补充一些水分，不要在感到口渴时才喝水。

5.进行户外运动时，要特别注意气候的变化，最好随身携带衣物，以便及时增减，避免着凉感冒。

6.如果条件允许的话，可根据运动的项目选择合适的背景音乐，陪伴自己进行运动，会获得更好的运动效果。

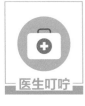

医生叮咛

通过心率判断运动强度的方法

1.（运动后心率－运动前心率）/ 运动前心率。若结果 > 81%，则为大运动量，51%~80% 为较大运动量，31%~50% 为中等运动量，30% 及以下为小运动量。

2.以心率恢复时长判断。在运动结束后 5~10 分钟内恢复到运动前安静时的水平，表明这种运动强度较为适宜。

腹式呼吸，一呼一吸间放松肠道

腹式呼吸利用呼和吸使胸腹部肌肉得到最大限度的扩张，促进肠道蠕动，加速粪便排出，让肠道在一呼一吸间得到放松。

腹式呼吸的原则是腹式呼吸和胸式呼吸配合进行，也就是胸式呼吸时增加腹部的鼓起和回缩。

动作要领

1　平躺在地板上，双腿弯曲，双手自然放在身体两侧。

2　闭上嘴，用鼻子深吸气，想象肺部充满空气，随着空气充满肺部，胸部和腹部略微鼓起来，坚持 5 秒。

3　用鼻子缓缓吐气，收缩腹部，直到感觉腹部都要贴上后背为止，坚持 7 秒，排空所有空气。

4　上述动作重复 10 次。如果不熟练，可以将手放在腹部，感觉腹部是否鼓起和收缩。

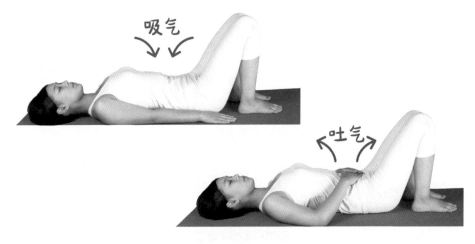

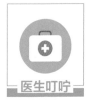

医生叮咛

腹式呼吸的注意事项

腹式呼吸的关键是呼气和吸气尽量达到最大值，避免吐气过程中又吸气，吸气过程中又吐气，否则起不到放松肠道的作用。

每天坚持爬 6 层楼梯，强化消化器官

　　每天坚持爬 6 层楼梯，能够有效地增强消化系统的功能，增进食欲，加上腹部反复的用力运动，可使肠道蠕动加剧，能够有效地预防并调理便秘。

动作要领

1　缓走。按照平常的步调一级台阶一级台阶地匀步往上走。

2　跨阶。上台阶时，根据自身状况跨 2 级或 3 级台阶往上走。

3　负重。手提 5 千克左右的东西爬楼梯。要双手平均分担 5 千克的重量以保持身体平衡。

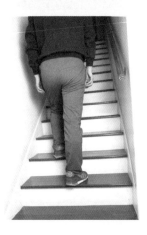
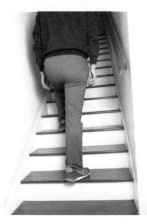
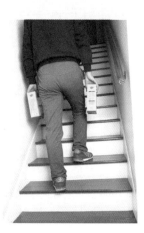

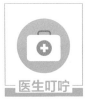

医生叮咛

注意事项

1. 不可穿高跟鞋、皮鞋，最好穿具有防滑功能的软底鞋。
2. 爬楼梯时要做到身心结合，脚到眼到，不可分心，以防发生意外。
3. 不宜在饭后或临睡前进行爬楼梯训练，最佳时间是每日上午 9：00-10：00，下午 16：00-17：00。

每天蹬 5 分钟自行车，缓解肠道下垂，消除"大象腿"

这是躺着模拟骑自行车的运动方法，该方法不仅能促进肠道蠕动，防治便秘，而且有助于缓解肠道下垂和消除"大象腿"。

动作要领

1. 仰卧，双臂放于身体两侧，双腿并拢伸直。

2. 慢慢向上抬高双腿，使其与身体呈直角，屈膝，以大腿用力，做蹬自行车的运动，坚持 1 分钟，放下双腿，休息片刻。

3. 双腿并拢伸直，抬高，与身体呈直角，屈膝，以大腿用力，做反蹬自行车的运动，坚持 1 分钟，放下双腿，反复进行。

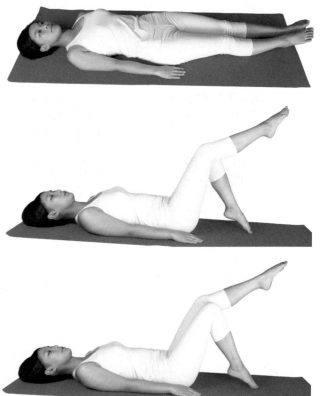

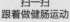

扫一扫
跟着做健肠运动

124

肠道拉伸缓解肿胀

这套操不仅可以拉伸肠道，增强腹肌力量，消除肠道肿胀，预防便秘，而且能起到瘦腰的作用。

动作要领

1　俯卧，双臂置于前方，双腿分开，比肩稍宽。

2　双手支撑起上身，边呼气边尽可能将上身后仰，辅以抬头、屈膝能进一步增强拉伸效果，坚持30秒。

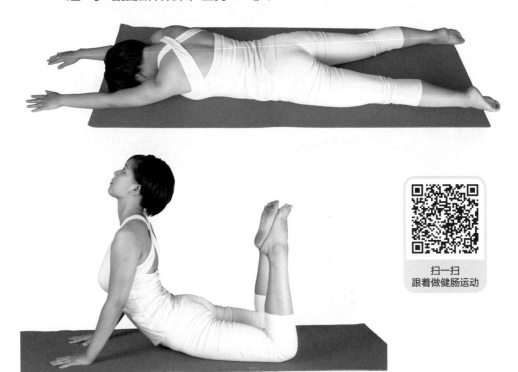

扫一扫
跟着做健肠运动

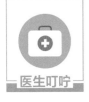

医生叮咛

注意事项

做这套操时，以感到腹部有拉伸的感觉为宜。

婴儿姿势驱走腹胀

婴儿姿势是我们出生前在妈妈子宫内的姿势，经常做做，不仅可以促进大肠蠕动，赶走腹胀，而且能减少腰腹部脂肪的堆积。做这个运动时，要选择合适的场地，最好是硬板床或将瑜伽垫铺在地板上。运动时注意调整呼吸，运动间隔和运动频率根据自身情况进行调整。

动作要领

1 仰卧，双腿并拢伸直，双臂放于身侧。

2 双腿屈膝抬至胸前，双手抱住膝盖，边呼气边蜷曲身体。气体呼尽后放松身体。重复 5~10 次。

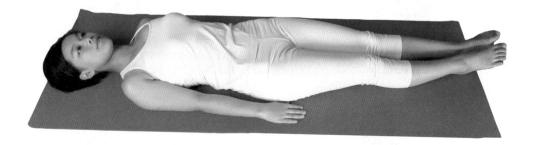

扫一扫
跟着做健肠运动

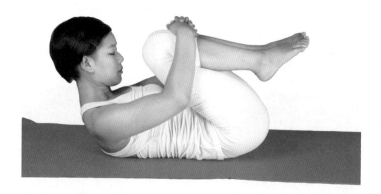

扭扭腰，清清肠

扭腰能锻炼腰腹部，增强腰部力量，促进肠道蠕动，预防便秘，达到清肠的目的。

动作要领

1 自然站立，双手叉腰，双脚分开与肩同宽，自左向右扭转腰部15分钟，再自右向左扭转腰部15分钟。

2 自然站立，两脚分开与肩同宽，腰部向前弯曲，用右手摸左脚，起身；再用左手摸右脚，起身，左右两侧各摸15次。

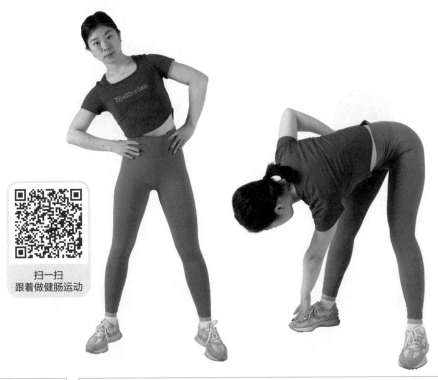

扫一扫
跟着做健肠运动

医生叮咛

运动宜轻柔缓慢

做这个运动时，动作要轻柔缓慢，以免扭伤腰部，如果够不到双脚，也可以触摸小腿、脚踝等部位。

每天蹲步 10 分钟，便秘不再来

分腿深蹲不仅能充分活动下半身肌肉，增强基础代谢，减少内脏脂肪，使下半身肌肉更加紧致，腰部、臀部、大腿上的赘肉不断减少，呈现出苗条的曲线，而且能纠正骨盆歪曲，髋关节也会变得柔软，从而让身姿和步行姿态都得到改善。此外，分腿深蹲还能改善内脏功能，促进肠道蠕动，缓解消化不良和便秘，帮助全身血液运行得更流畅。每天做两次即可，具体时间不限。

分腿深蹲的基本动作

分腿深蹲的要领是尽可能地打开髋关节下蹲，脚掌着地，用力，双肘弯曲，轻握拳头，置于面部下方。

简化版动作

髋关节较硬的人和腰疼的人，能够蹲下来就可以（不要求髋关节打开的幅度）。坚持一段时间，等髋关节变软以后，再按照左图深蹲即可。

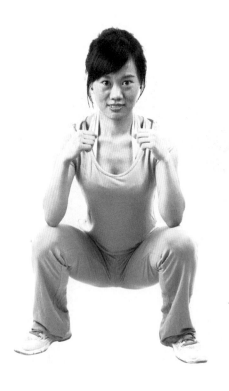

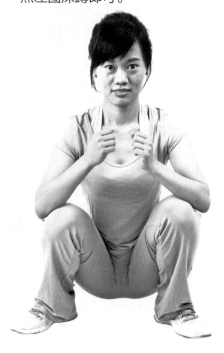

以分腿深蹲的姿势前后运动

1 保持基本姿势，然后开始将腰部向前移动。此时，脚掌尽可能地抓住地面。

2 再将向前移动的腰向后移动，有规律地做 5 遍。

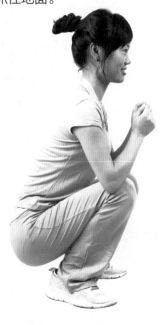 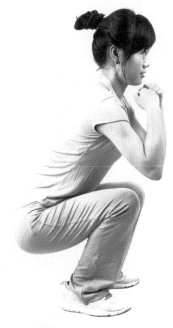

以分腿深蹲的姿势左右运动

1 保持基本姿势，然后将腰部向一侧移动。此时，脚掌尽可能地抓住地面。

2 再将腰向另一侧移动，有规律地做 5 遍。

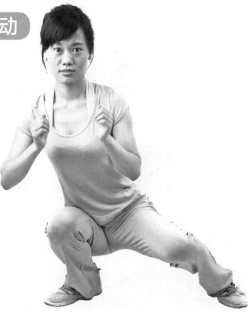

锻炼腹肌，增强肠道蠕动和排便能力

腹肌力量弱会导致肠道蠕动变慢，而排便时也需要腹肌施力，才能保证顺利排便，所以锻炼腹肌，能增强肠道蠕动和排便能力。

看肚脐 & 抬腿

仰卧，膝盖屈起，双手放在胸前，呼气时慢慢抬起头去看肚脐，吸气时恢复到初始状态，做 5~10 次。

扫一扫
跟着做健肠运动

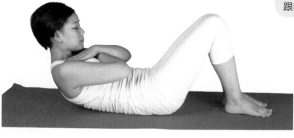

仰卧，双腿伸直，双手放身体两侧，呼气时抬高腿部 30 厘米，保持 5 秒，吸气时恢复初始状态，做 5~10 次。

俯卧仰头

俯卧，双腿稍分开，双手屈肘放在头前，吸气时抬起上半身，拉伸腹肌，保持 30 秒，保持正常呼吸，再恢复初始状态。

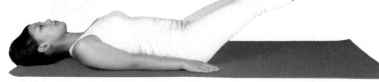

伸腿抬腰

1 坐在瑜伽垫上，双腿并拢，双手放在身体后侧，支撑在垫子上。此时，脚掌尽可能地往下压。

2 呼气时抬高腰部，保持头和脚尖在一条直线上，保持5~10秒，吸气时恢复到初始状态，做5次。

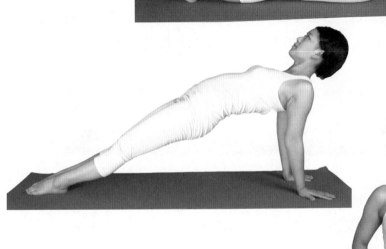

抬高腿

双手扶在腰间，双腿轻轻分开站立，一侧腿抬高，直至大腿与地面平行，左右腿反复交替，做40次。（如果站不稳，可以一只手扶着墙壁或其他支撑点。）

锻炼肛门、骨盆底肌群、股关节，增强排便力

肛门、骨盆底肌群、股关节得到有效锻炼，可以增强排便力，促进顺利排便。

肛门、骨盆底肌群运动

仰卧练习

仰卧，吸气时收缩肛门。模拟强忍便意时的感觉，让肛门和骨盆底肌群紧张起来，保持5秒。然后一边呼气一边彻底放松肛门和骨盆底肌群，做10~15次。

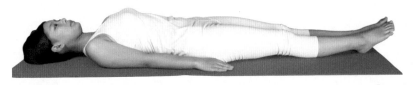

坐式练习

坐在椅子上，两腿稍稍分开，脚跟撑地，也可以通过收肛练习锻炼肛门和骨盆底肌群。

膝盖着地练习

双肘撑在垫子上，轻轻弓背，进行收肛练习。

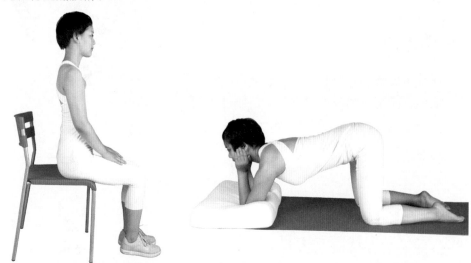

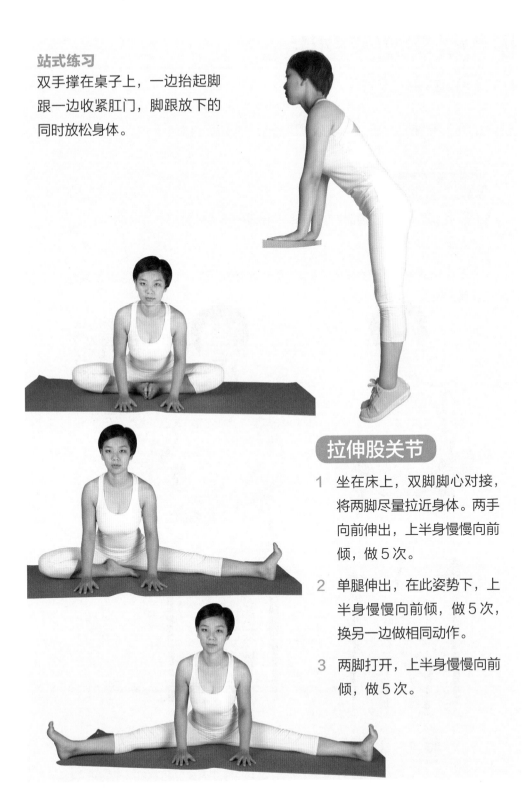

站式练习
双手撑在桌子上，一边抬起脚跟一边收紧肛门，脚跟放下的同时放松身体。

拉伸股关节

1　坐在床上，双脚脚心对接，将两脚尽量拉近身体。两手向前伸出，上半身慢慢向前倾，做 5 次。

2　单腿伸出，在此姿势下，上半身慢慢向前倾，做 5 次，换另一边做相同动作。

3　两脚打开，上半身慢慢向前倾，做 5 次。

做做大肠和腰部按摩，促进肠道蠕动

做做大肠和腰部按摩，能促进肠道蠕动，加速粪便排出，预防便秘。

大肠按摩

1 以肚脐为中心依顺时针方向（这是便便从肠道向肛门移动的方向）为整个腹部做按摩。

2 按摩结束后，轻轻按压，刺激位于肚脐左下方的乙状结肠，效果会更好。

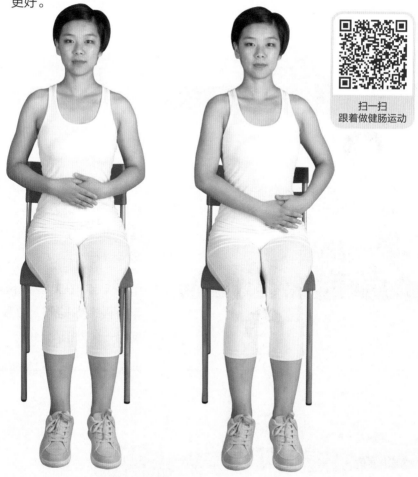

扫一扫
跟着做健肠运动

腰部按摩

背部伸直，两手扶腰，上下摩擦生热。这样可以改善腰部血液循环，激活肠道活力，预防和调理便秘。

乙状结肠按摩

乙状结肠是直肠前端的部分，粪便排出前堆积于此。将两手叠放在肚脐左下方慢慢地按压，按压的同时向大腿根部方向摩擦。

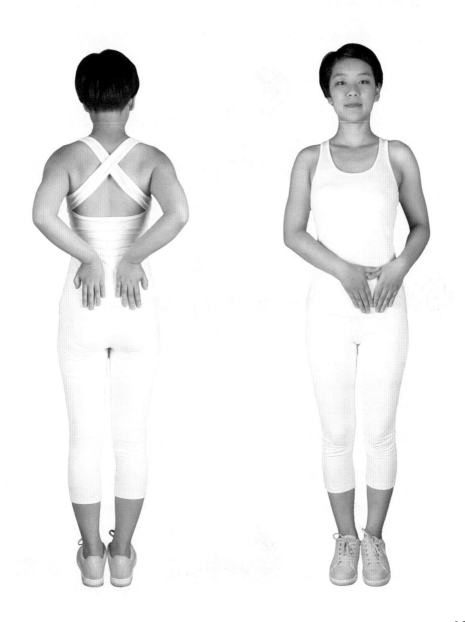

床上肠道活力操，帮助排便

每天早晨略微牵拉一下腹部可以促进肠道蠕动，帮助排便，清洁肠道。

腹肌牵拉

1 仰卧，膝盖弯曲，两手向前伸直，使上身扬起，眼睛看肚脐部位。

2 脸朝上平躺，依次上抬臀部、腰部、背部，以相反的顺序放平。

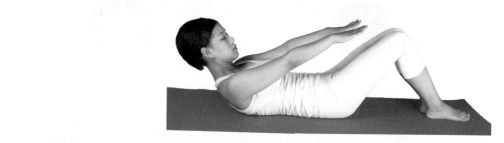

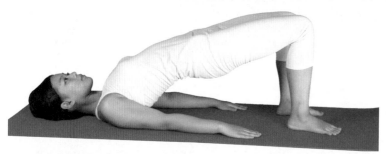

背部下端牵拉运动

1 仰卧，双手抱双膝于胸前。

2 在将膝关节抱向胸部时，用力将背部下端紧贴地面。

3 松开双手，放下双腿。

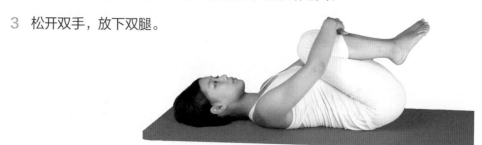

办公室座椅肠道活力操，消除胀气

如今的上班族日常办公都离不开电脑，每天保持坐姿的时间都在6小时以上，这使得很多白领经常出现胀气的情况，而转体椅子操可以活动肠道，消除胀气。所谓转体椅子操，是指利用办公室的椅子，拉伸腹部肌肉，激活肠道活力，消除胀气的一种运动。每天进行20分钟左右，就会有效果。每次10分钟，每天做2次，或每次5分钟，每天做4次都可以。

动作要领

1　坐在椅子上，右手抓住左手腕。

2　边呼气，边慢慢大幅度向右转体。

3　恢复准备姿势，反方向再做一遍。

扫一扫
跟着做健肠运动

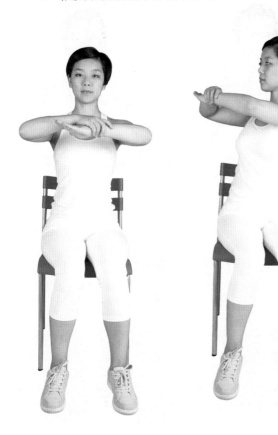
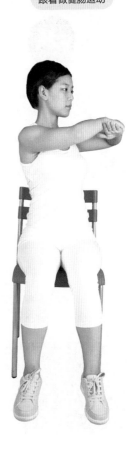

看电视肠道活力操，
刺激腹部、增强腹肌

　　看电视也不能闲着，可以做做肠道活力操，这样不仅能刺激腹部、增强腹肌，而且有利于促进排便，保持肠道健康。

拍打腹部

自然站立，双手握成空拳，两腿分开与肩同宽，抬头、挺胸、收腹，双拳轻轻拍打腹部。

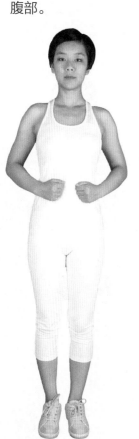

揉腹

自然站立，双腿分开与肩同宽，双手叠放在一起，掌心对准肚脐，吸气时收缩小腹，按顺时针方向揉腹。

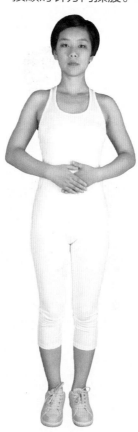

推腹

自然站立，双腿分开与肩同宽，双掌置于腹部两侧，吸气时向上推腹，呼气时向下推腹。

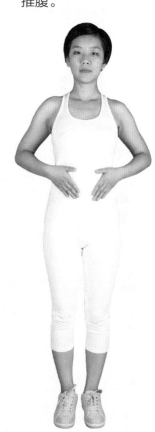

坐公交车肠道活力操，有效促进代谢

乘公交车或地铁时，一些简单的小动作就能帮我们锻炼腹部肌肉，促进新陈代谢。

站立时，巧用头上的吊环

站好，可以双手握住吊环，然后脚尖用力，踮起脚尖，这样可以锻炼腿部和腹部的肌肉。

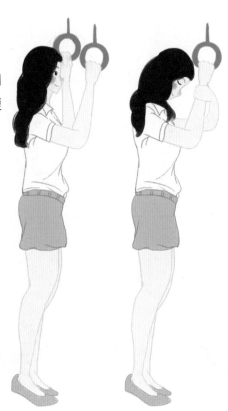

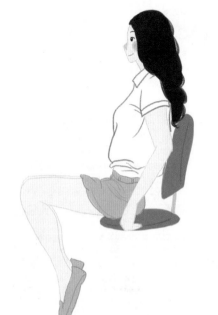

有座位时，可以这样做

坐在座位上，上身挺直，先用脚尖点地，然后放下脚跟，重复此动作。

做家务肠道活力操，调节肠道功能

拖地板是一项常见的家务活动，不仅可以消耗能量，减少脂肪堆积，而且能调节肠道功能，促进肠道蠕动，预防便秘，保持身体健康。

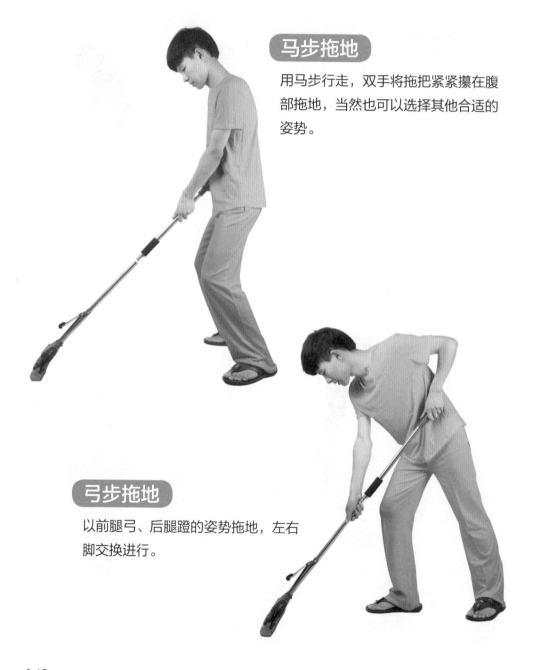

马步拖地

用马步行走，双手将拖把紧紧攥在腹部拖地，当然也可以选择其他合适的姿势。

弓步拖地

以前腿弓、后腿蹬的姿势拖地，左右脚交换进行。

四季养肠道饮食宜忌

春季

春季温度时高时低，气温变化不定，寒邪侵袭容易使胃阳受阻，胃酸分泌也会增多，易导致胃病复发。春季人体肝气偏旺，肝气旺则会影响脾胃的消化吸收功能，使人容易出现食欲不振、消化不良、脾胃失调等病症。

宜多吃甘味食物

甘味入脾，酸味入肝，甘味食物如红枣、山药、大米、小米、高粱、扁豆、黄豆、芋头、红薯、土豆、南瓜、栗子等，常吃能补益脾气，脾与胃互为表里，多吃甘味食物有帮助消化的作用。

宜饮食清淡

春季肝气旺盛，脾气虚弱，加上经过一个冬季的进补，肠道积滞严重，容易使胃的消化功能减弱，因此春季饮食要口味清淡，烹调时要少油、少糖、少盐、少辛辣，适当多吃一些清淡的粥、面、汤等。

宜多吃新鲜蔬菜和水果

相比而言，冬季的时令果蔬比较少，人体容易缺乏维生素和矿物质，到了春季，可以多吃新鲜果蔬，比如菠菜、韭菜、芹菜、胡萝卜、山药、香蕉等，以补充维生素和矿物质，促进食欲，提高免疫力。

宜多吃温性食物，少吃寒性食物

大葱、生姜、大蒜、韭菜、洋葱等温性食物，有护阳散寒的作用，春季可适量多食。

忌生冷、油腻食物

饮料、凉拌菜等尽量少吃，否则会伤肠道，引起以吐泻为主的肠道疾病。油腻食物，如肥肉、各种油炸食品、各种动物油等，均不宜多食，以免加重肠道负担，影响消化。

忌糯米制品等黏滞食物

虽然糯米具有暖胃功效，而且是温补的佳品，但是春季人体的消化能力偏弱，而糯米比较黏滞，不容易消化，容易导致消化不良。

夏季

夏季天气炎热，人体容易大量出汗，导致体内的水、矿物质、维生素等大量排出，营养的消耗增大，同时由于高温，血液多集中于体表，导致肠道供血减少，致使消化液分泌减少、消化功能下降，因此要从饮食上多加调理。此外，夏季也是肠道疾病高发的季节，尤其要注意防范。

宜注意饮食卫生

夏季气候炎热，是细菌繁殖最快的季节，肠黏膜的炎症和损伤易导致腹泻、急性胃肠炎等症。因此，一定要注意饮食卫生，瓜果等一定要彻底洗净后再吃，不要吃隔夜饭菜。

宜吃苦味食物

中医认为，苦味食物不仅可以消炎、解暑、健脾，而且能促进肠道蠕动和消化液分泌，预防肠道疾病。苦瓜、苦菜、苦荞麦等都可以适当多吃一些。

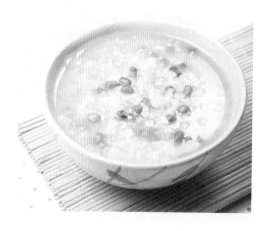

宜多吃清淡食物

夏季天气炎热，人容易没有胃口，吃点清淡的小粥、小菜，不仅能开胃，而且能解暑，例如绿豆粥、荷叶粥、拌笋丝等。

宜经常喝酸奶

乳酸菌能增加肠道内有益菌的数量，增强机体抵抗力，减少肠燥，改善便秘。

宜吃点祛湿的食物

夏季暑湿严重，尤其是三伏天，闷热潮湿，可适当吃点红豆、薏米、绿豆、扁豆等，能健脾祛湿、养胃、排毒。

宜适当吃点酸

酸味食物能生津止渴、健胃消食、促进食欲，可适当多吃一些，如柠檬、菠萝、山楂、番茄、醋等。

不宜多吃温热性食物

夏季不宜多吃羊肉、荔枝、桂圆、辣椒等温热性食物，否则易引起上火，使本来就不佳的食欲变得更差。

忌食过多的雪糕、冰镇饮品等

雪糕、冷饮等能消热解暑，但过于贪凉会使胃黏膜血管收缩、胃液分泌减少，从而引起食欲下降和消化不良，甚至会引起肠道痉挛，导致腹痛、腹泻等症。

秋季

秋季天气转凉后，人的食欲也逐渐旺盛起来，很多人开始"贴秋膘"，这使得肠道的负担变重，易引起消化不良、腹胀、腹泻、溃疡等多种肠道疾病。另外，秋季气候干燥，易伤阴，会造成便便干结，引起便秘。所以秋季饮食既要健脾养胃，又要养阴、防秋燥，以保护消化系统。

宜补充水分，多吃滋阴润燥的食物

秋季天气干燥，肠道的抵抗力下降，病菌易乘虚而入，此时应多喝水和粥、果汁、豆浆、牛奶等，多吃银耳、百合、莲藕、梨、核桃、糯米、蜂蜜等滋阴润燥的食物，以养护肠道，避免患上肠道疾病。

宜饮食温软、清淡、新鲜

秋季天凉，脾胃阳气不足，宜吃温软、清淡、新鲜、易消化的食物，以减轻胃肠负担。莲子、山药、枸杞子、乌鸡、鱼等清补食物可适当多吃。

忌过分贴秋膘

秋季食材丰富，但食补不可盲目，要适量，否则很容易因饮食不当造成脂肪堆积、热量过剩，增加肠道负担。

忌煎炸油腻食物

煎炸油腻食物不仅会增加消化的难度，而且容易导致热量过剩，所以不宜多食。

忌辛辣燥热食物

人体受秋燥的影响很容易上火，若再多吃葱、姜、蒜、韭菜、辣椒等辛辣燥热食物，会使胃火更盛，体内的湿邪无法排出，易导致消化不良、腹胀、便秘等肠胃疾病。

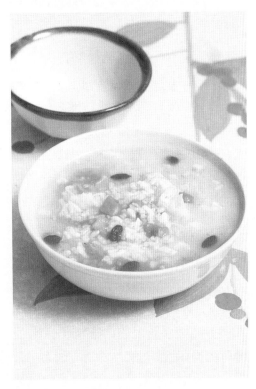

冬季

冬季天气寒冷，冷空气刺激肠道，易引发多种肠道疾病。另外，冬季人们的食欲旺盛，强调进补，会过量食用高热量、高脂肪、高胆固醇的食物，从而加重肠道的负担，导致消化不良、腹胀、腹痛等肠道疾病。因此，冬季保养肠道，除了要注意防寒保暖，还要注意饮食调节。

宜适当多吃温热性食物，以抵御严寒

冬季可适当多吃温热性食物，以保护人体阳气，祛寒暖胃。桂圆、荔枝、牛肉、羊肉、胡椒、辣椒、蒜等，可适量多食。

宜适当补充热量

碳水化合物、蛋白质和脂肪能够提供足够的热量，帮助机体抗寒。但摄入脂肪一定要适度，否则会导致脂肪堆积，加重肠道负担。瘦肉、鸡蛋、鱼类、乳类、豆类及豆制品，脂肪含量较低，且富含优质蛋白质，易被人体消化吸收，对冬季保养肠道十分有利。

宜及时补充维生素

冬季寒冷的气候会加剧体内维生素的代谢，因此应在饮食中及时补充。维生素A能增强肠道的耐寒能力，维生素C可提高肠道对寒冷的适应能力。因此，冬季可多吃动物肝脏、胡萝卜、南瓜等富含维生素A的食物及卷心菜、油菜等富含维生素C的食物。

宜注意补充矿物质

冬季寒冷，矿物质的消耗量增加，而矿物质是保养肠道必不可少的物质。因此，冬天多吃胡萝卜、红薯、土豆、山药、莲藕等富含矿物质的蔬菜，可以暖胃护胃、通利肠道。

忌冷饮

冬季气候寒冷，如果大量食用雪糕、冷饮等寒凉食物，会使肠道的温度迅速下降，不利于食物的消化和吸收。

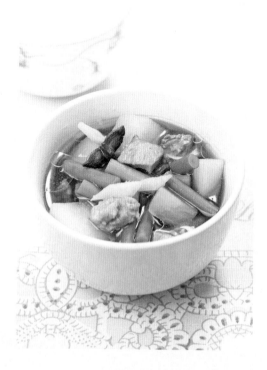

PART

7

对症调养
常见肠道疾病，
还肠道健康

便秘，膳食纤维通便最给力

便秘是指排便困难或费力、排便不畅、排便次数减少、粪便干结量少。它不是一种具体的疾病，而是多种疾病的一个症状。便秘在程度上有轻有重，在时间上可能是暂时的，也可能是长期的。但是，一旦得了便秘，身体免疫力就会降低，还会引起各种疾病。只有了解引起便秘的原因，才能对症下药。

引起便秘的原因

1 排便习惯不好。晨起时间紧迫或平时工作紧张忙碌，有了便意也不及时排便，常常忍着，时间长了，直肠感觉神经就会变得迟钝，从而导致便秘。

2 久坐不动。有些人久坐不动，加上不愿意锻炼，肠道肌肉就会变得松弛，蠕动功能会减弱，就容易出现便秘。

3 肠道有益菌不足。有些人一生病就吃抗生素类的药物，这样做往往会破坏肠道内的有益菌，使得有害菌泛滥，导致肠道菌群失衡、消化不良，便秘也随之而来。

4 饮水不足。有些人忙起来顾不上喝水，肠道内干燥，导致肠内容物难以排出。即使补充了水，便秘症状也没有得到改善，这可能是饮水方式不对导致的。

5 饮食中缺少膳食纤维。爱吃肉不爱吃菜、经常在外进餐、饮食种类单一、忽略膳食纤维的摄入，也会导致便秘。

6 精神紧张、过度劳累。肠道是情绪化的器官，它会在第一时间感知人体的喜怒哀乐。精神紧张、过度疲劳会抑制消化液的分泌和肠道蠕动，从而导致便秘。

5 类易患痔疮的情况

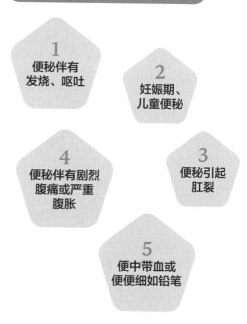

1 便秘伴有发烧、呕吐

2 妊娠期、儿童便秘

3 便秘引起肛裂

4 便秘伴有剧烈腹痛或严重腹胀

5 便中带血或便便细如铅笔

多吃膳食纤维，促进肠道蠕动

膳食纤维在小肠内不会被消化，但可以帮助肠道吸收更多的水分，从而使得便便湿润、柔软、有弹性。不溶性膳食纤维可以让肠道蠕动加快，但容易引起肚子疼，而可溶性膳食纤维虽然没有办法提供十足动力，但是可以帮助肠道更好地消化食物，让粪便变软。通常，蔬果的外皮富含大量不溶性膳食纤维，而果肉中含有丰富的可溶性膳食纤维。

多饮水

晨起喝杯温开水或蜂蜜水，有通便的作用。足量的水会使肠道吸收充足的水分，软化粪便，促进其排出。

补充足量 B 族维生素

B 族维生素能促进消化液分泌，保持并促进肠道蠕动，有利于排便。富含B 族维生素的食物有粗粮、酵母、豆类及其制品等。

每天可摄入一定量的脂肪

脂肪有润肠的作用，且脂肪酸能促进肠道蠕动，有利于排便。植物油能直接润肠，且分解产物脂肪酸能刺激肠道蠕动。富含脂肪的食物有花生、芝麻、核桃、芝麻油、豆油等。

食用易产气的食物

易产气的食物能促进肠道蠕动，有利于排便。易产气的食物有洋葱、蒜苗、红薯、各种干豆、土豆等。

不憋便便

有便意的时候一定要上厕所。因为肠道都是"按照规矩办事"的，肠神经和腹部肌肉配合将便便排出体外，如果憋着不排便，肠道就会继续吸收粪便中的水分，使粪便变得越来越干，导致便秘。

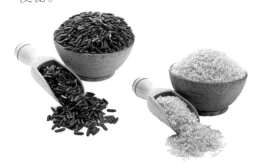

粗粮含有丰富的膳食纤维和 B 族维生素，适合便秘的人食用。

医生叮咛

便秘可以吃泻药通便吗？

泻药可给便秘者带来"一时之快"，但对肠道的反复刺激会导致胃肠功能紊乱，易出现消化不良、恶心、食欲下降等症状。用药过频，还会影响肠道对营养物质的吸收，引发营养不良及免疫力下降等。因此，便秘者一定要在医生的指导下使用泻药。

按压支沟穴，缩短便便在肠道内的停留时间

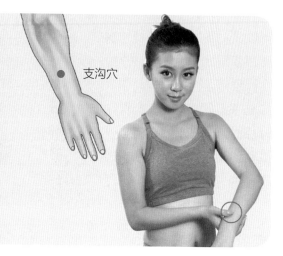

功效

增强大肠的传导功能，缩短便便在肠道内停留的时间。

快速取穴

除拇指外的四指并拢，小指置于手背腕横纹的中点，食指指尖所指的两骨之间的凹陷处即支沟穴。

按摩方法

用拇指指腹分别按压双侧支沟穴 5~10 分钟，由轻到重，以有酸麻胀痛感为度。

支沟穴

老年人便秘，应及时吃药

老年人的各种脏器功能都已经老化，尤其是胃肠功能相对衰弱，可能导致肠道不通，出现便秘。一旦出现便秘，就很难通过饮食、运动、按摩等方法得到缓解，所以老年人便秘时应积极进行药物治疗，一般服药 2~3 个月即可痊愈。

老年人之所以要积极地进行药物治疗，主要是因为老年人便秘对健康的危害比年轻人大。因为老年人多患有心脑血管疾病，一旦发生心脑血管意外，很多人会直接撒手人寰，幸存者往往也会留下严重的后遗症。而很多老年人都会在厕所中发生脑卒中、心肌梗死等，这些往往是由排便费力引起的，所以，便秘也是老年人健康的"杀手"。

老年人便秘一旦形成，愈后易复发，所以，平时应注意上文提到的生活细节，做好预防工作。一旦出现便秘，应及时就医，及早缓解，且遵医嘱，坚持服药。

儿童便秘，父母需细心

儿童便秘指便便干结、坚硬，排便时间间隔大于 2 天，或虽有便意但排不出便便。

儿童便秘的原因

儿童便秘的直接原因通常是结肠对水分的吸收增多，导致粪便中水分减少。导致粪便中水分减少的原因主要有以下几个。

饮食不足

儿童进食太少，消化后残渣少，导致便便减少且便便干燥。此外，长时间饮食不足会导致营养不良，降低腹肌和肠肌张力，影响排便，时间久了就会出现便秘。

食物成分不当

便便性质和食物成分关系密切。若食物中蛋白质多，碳水化合物少，肠道菌群对肠内容物发酵作用降低，便便易呈碱性，就会干燥；若食物中碳水化合物多，肠道菌群作用增强，产酸多，则便便呈酸性，质地柔软且次数多；若食物中脂肪和碳水化合物多，则便便润利；若进食大量钙化酪蛋白，会导致粪便中含有大量不溶解的钙皂，则粪便增多，且易便秘。米粉、面粉等较谷类食物易引起便秘。若儿童喜食肉类，少吃或不吃蔬菜，食物中膳食纤维太少，也易发生便秘。

肠道功能失常

生活不规律和不按时便便，没有形成排便的条件反射易导致便秘。此外，学龄儿童若没有晨起便便的习惯，且上课期间不能随时排便，时常憋便也易导致便秘。另外，缺乏锻炼、吃药、慢性病等都可能导致肠道蠕动减慢，引起便秘。

生理和体格异常

肛门裂、肛门狭窄、先天性巨结肠等都可能引起便秘。这时，应进行肛门指检、会阴部检查。此外，有些便秘也和遗传有关。

精神因素

儿童突然受到精神刺激，或环境和生活习惯突然改变，也可能会引起短时间的便秘。

缓解儿童便秘的方法

轻度便秘，改善生活方式即可

1. 儿童应该多喝水，多吃水分丰富、清凉的蔬果。
2. 养成每天排便的好习惯，不管有无便意都要蹲5分钟，且要专心。

长期便秘，需用些药物

儿童便秘时间长了，可以选用一些药物。
1. 可以试试酚酞、液状石蜡、镁乳口服液等，一般6~8小时后见效。
2. 也可以尝试用凡士林、甘油栓等塞入肛门来通便。以上都是临时通便的方法，不可长期使用，最好的方法是养成良好的排便习惯。

捏脊、摩腹是最安全的增加肠动力的方法

除改善生活习惯、用药外，捏脊、摩腹是最安全的增加肠动力的方法。

捏脊

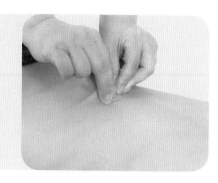

按摩方法: 让孩子趴在床上,双手在孩子的腰部提起皮肤,缓慢向上滑动,从腰部到背部,再到颈部。主要通过按摩脊柱旁边的夹脊穴来调理整个脏腑,促进肠道蠕动,缓解便秘。

按摩次数: 捏脊的次数可以和摩腹的相同。

顺时针摩腹

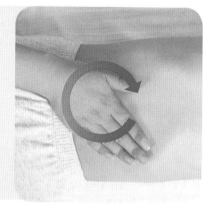

按摩方法: 用掌心包住孩子的腹部,掌根贴于肚脐,下沉约2厘米,以掌根为中心,手掌沿顺时针画一个弧,摩腹可以促进排便,缓解消化不良。

按摩次数: 6个月的孩子,每晚6次;7个月的孩子,每晚7次;依此类推,1岁的孩子,每晚12次;1岁后的孩子,每次5分钟即可。

南瓜薏米饭　　　预防便秘

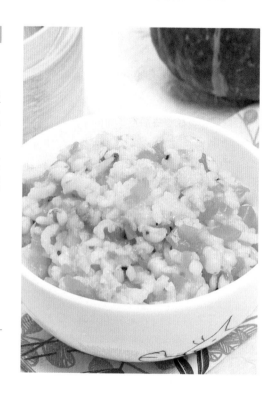

材料 薏米50克,南瓜、大米各150克。

做法

1 大米洗净,用水浸泡30分钟;薏米洗净,去除杂质,浸泡3小时;南瓜洗净,去皮及瓤,切成小粒。

2 将大米、薏米、南瓜粒和适量清水放入电饭锅中,摁下"煮饭"键,煮至电饭锅提示米饭煮好即可。

对肠道的好处

薏米、南瓜都富含膳食纤维,搭配食用润肠通便效果更佳。

煮薏米前将薏米浸泡3小时,不仅能缩短煮饭的时间,而且口感会更松软。

防治痔疮，关键是治好便秘

痔疮是一种常见的肛肠疾病，是因直肠下段黏膜下和肛门皮下静脉丛的血管扩张形成的团块。根据发病部位，痔疮分内痔、外痔和混合痔3种。内痔以便血、痔核脱出为主要症状；外痔以疼痛、有肿块为主要症状；混合痔以直肠黏膜及皮肤脱出、坠胀、疼痛、反复感染为主要症状。

引起痔疮的原因

无论男女老幼，大家都可能得痔疮，故有"十人九痔"之说。痔疮的形成既有客观原因，也有主观原因。

1 身体因素。因为人是直立行走的，所以重力和脏器的压迫会影响血液回流，使其容易在肛门直肠部位发生淤积，再加上直肠上下静脉管壁薄、易曲张，久而久之，便会形成痔疮。

2 长期便秘。便秘时，干燥的粪便会直接压迫直肠，导致下层的静脉受压迫，影响肛门静脉血液回流；加之便秘时排便时间长，用力屏气排便会使腹压增高，影响肛门静脉血液回流，久而久之，就很容易形成痔疮。

3 常吃辛辣刺激性食物。酒、辣椒、火锅等辛辣刺激性食物能刺激直肠部位的血管，使其充血和扩张，导致排便时有刺痛和坠胀感，能诱发或加重痔疮。

4 爱吃肥甘味厚食物。肥肉、巧克力等高热量、高脂肪的食物能刺激直肠肛门部的黏膜皮肤，使痔疮充血明显，加重痔出血、脱出。

5 暴饮暴食。暴饮暴食会把腹部撑得大大的，导致腹腔压力增大，影响痔静脉丛血液回流，从而加重痔疮。

少吃或不吃辛辣刺激性食物

吃辣椒后，如果第二天排便时伴有刺激灼热感，就说明吃多了，不能再吃了。酒精类食物会使血管明显充血，痔疮也可能因充血而扩张，从而复发。

医生叮咛

痔疮瘙痒难耐怎么办？

当痔疮瘙痒难耐时，可用花椒盐水坐浴来缓解。具体方法：花椒20颗，放入锅中煮开，加一勺盐，放温（水温控制在40℃左右，用手背测试不烫即可），坐浴5~10分钟即可消炎止痒。

及时治疗胃肠道疾病

及时治疗痢疾、腹泻等胃肠道疾病，能减少对肛管、直肠的刺激，保持肛周清洁。同时还要积极治疗心脏、肝脏等的疾病，也能减少痔疮的发生。

做做提肛运动

可采用站、坐、卧等多种姿势进行，将臀部和大腿夹紧，做深呼吸，吸气时用力夹紧肛门，呼气时放松，一提一松为一次，做 20~30 次。每日做 2~3 次提肛运动，可帮助静脉血回流，增强肛门括约肌的功能。

按压长强穴，促使痔静脉丛血流顺畅

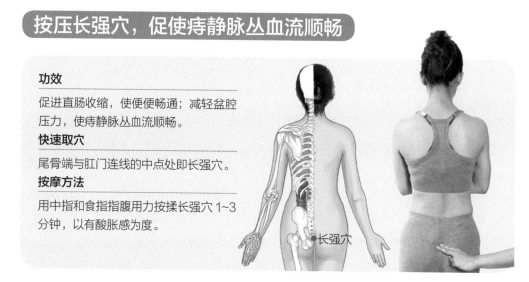

功效

促进直肠收缩，使便便畅通；减轻盆腔压力，使痔静脉丛血流顺畅。

快速取穴

尾骨端与肛门连线的中点处即长强穴。

按摩方法

用中指和食指指腹用力按揉长强穴 1~3 分钟，以有酸胀感为度。

长强穴

对症治疗效果好

因为痔疮分内痔、外痔和混合痔，所以痔疮的治疗方法也很多，应根据痔疮的种类采取不同的治疗方法，否则非但达不到治疗效果，还会引起并发症。

痔疮分类	治疗方法	具体操作	备注
痔疮没有任何症状	不需要治疗	平时规律饮食、注意休息，少吃辛辣、肥厚的食物，加强运动即可	
患有初、中期内痔	内痔注射疗法	最常用的是 5% 苯酚花生油、1:1 消痔灵、鱼肝油酸钠等。方法：将药液直接注射到内痔中，使之硬化、坏死脱落，达到治愈的目的	操作简单、无痛、反应小、经济、效果好

痔疮分类	治疗方法	具体操作	备注
晚期内痔	胶圈套扎法	根据内痔大小选择相应的吸引套扎器，利用腹压将内痔吸进套扎器内，用特制的橡皮圈套在痔的根部，使其因缺血而坏死脱落	操作简单、效果好
不适合手术者	枯痔疗法	不需要麻醉，在肛门镜下用插药枪将药条直接插在内痔中，使其枯萎、坏死脱落，达到治愈的目的	实用价值高，并发症、大出血概率小，无痛
外痔、混合痔	激光疗法	在麻醉条件下利用激光产生的高温，短时间内将痔组织凝固、炭化和气化，消除痔疮	手术时间短，但术后疼痛，创口容易开裂出血

当药物治疗无效或达不到治疗效果时，手术是一种比较彻底的根治方法，手术伤口的疼痛是可以接受的，所以不必过于担心。

说说痔疮用药这件事儿

痔疮的治疗原则是无症状无须治疗，有症状无须根治，以药物治疗为主。因此，一般的痔疮患者首先想到的不是手术治疗，而是根据症状选择合适的药物治疗。只有在药物治疗效果不好、痔核脱出严重、便血过多时，才需要马上就医。目前，市场上治疗痔疮的药物分口服、外用和熏洗三种。

药物类型	原理	具体药物
口服	中药：中医认为痔疮多由气血瘀滞、结而成块导致，因此宜采用泻火凉血、益气养血的治疗原则	三七化痔丸、地榆槐角丸等
	西药：缩短内痔急性期症状的持续时间，减轻出血、肛门疼痛等症状	迈之灵等
外用	包括栓剂、软膏、贴剂等，以栓剂为主 1. 栓剂有止血、收敛、消炎等作用，是一种简便易行且可靠的保守疗法 2. 使用痔疮膏时，直接将药物涂于患处，适用于痔核脱出、肿痛不适等状况 3. 有些药物不直接敷在患处，而是贴在肚脐等位置	马应龙痔疮栓、化痔栓、消炎痛栓、肛泰等
熏洗	利用中药煎汤熏洗肛门和会阴部，通过热和药的作用，促进血液循环，使气血顺畅，达到消肿止痛的目的 方法：将药物水煎10分钟后，先利用蒸汽熏肛门局部，待水温合适时，再坐浴	具体方法请遵医嘱

不便秘，是预防痔疮最有效的方法

1.平时多吃富含膳食纤维的食物，能增加肠道蠕动，促进肠道内有害物质和致癌物质排出体外，预防便秘。富含膳食纤维的食物有粗粮、豆类、蔬菜、水果等。

2.吃好早饭，能加强直立反射和胃、结肠反射，促进排便。

3.养成每天定时便便的习惯，不要忍着不排便，且排便时要专心，不要看书、玩手机等。排便时间控制在 2~5 分钟，超过 5 分钟就要让肛门休息一下。

4 类易患痔疮的人群

久坐不动族

长期保持坐姿会导致腹部血流速度减慢，下肢静脉血回流受阻。在这种状况下，直肠静脉丛容易曲张，引发血液淤积，最后发展成一个静脉团，就是痔疮。

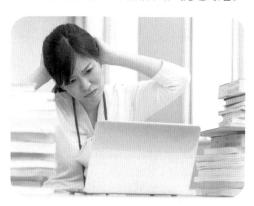

暴饮暴食族

习惯暴饮暴食和常食辛辣刺激性食物，很容易使粪便干结、排便困难、腹压增加，进而引发痔疮。

蹲厕玩手机族

很多人喜欢在蹲厕所时玩手机，甚至看到精彩内容时，排完便也不起来，久而久之就会导致直肠静脉受损，从而引发痔疮。

孕妈族

孕妈妈活动相对较少，胃肠活动变慢，导致粪便在肠道内停留时间变长，其中水分被吸收，使得粪便成块、硬结，导致便秘，从而加剧静脉淤血程度，使肛门处静脉血管扩大增粗，扭曲成团，进而发展成痔疮。

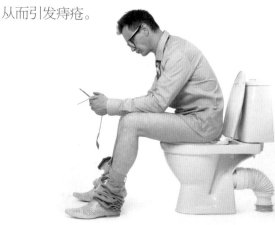

腹泻，对症治疗效果好

腹泻俗称"拉肚子"，是指排便次数 > 3 次 / 日，排便量增加 > 200 克 / 天，粪便含水量 > 85%。病程短于 3 周的为急性腹泻，病程超过 3 周或长期反复发作的为慢性腹泻。腹泻患者应根据具体病情，采用不同的饮食策略。

腹泻对人体有哪些危害

1 水、电解质失调和酸碱平衡紊乱。腹泻时身体会丢失大量水分及电解质，从而引起脱水、酸中毒、低钠血症、低钾血症等。身体缺钾，会出现心律失常、乏力，甚至肠道麻痹等。所以，腹泻时及时补充体液非常重要。

2 营养不良。腹泻尤其是慢性腹泻会导致身体营养成分流失，且摄入的营养物质不能被充分吸收，往往会导致营养不良，表现为贫血、消瘦等。

3 维生素和矿物质缺乏。长期腹泻可能会影响机体对维生素和矿物质的吸收。维生素 K 缺乏会出现出血倾向；钙、镁、维生素 D 缺乏会导致手足抽搐和骨质脱钙；B 族维生素缺乏会导致口角炎。

4 抵抗力下降。长期腹泻会使身体对病毒、细菌的抵抗力下降。

急性腹泻常见的病因

病毒或细菌感染是导致婴幼儿腹泻的常见因素，这种腹泻具有很强的传染性，能在家庭和病房内传播。其中，最具代表性的是肠道轮状病毒感染。这种腹泻占秋冬季节小儿腹泻的 70%~80%，所以人们称之为秋季腹泻（后面还有介绍）。秋季腹泻最显著的特征是宝宝便便呈黄稀水样或蛋花汤样，量多，无脓血，同时伴有呕吐、发热等症状，若不及时处理会导致脱水，因此要格外注意。若便便有黏液脓血，则应考虑是否为细菌性肠炎。

此外，食物中毒、食物过敏等也可能会引起急性腹泻。

急性腹泻阶段不同，饮食也不同

在急性水泻期，排便频繁、呕吐严重者应暂时禁食，使肠道完全休息，可给予静脉输液来补充水和电解质。呕吐停止后，应吃些清淡流质食物，如米汤、果汁、面汤等。排便次数减少后，应坚持低脂少渣、细软易消化的流食或半流食，如大米粥、面片汤、烂面条、藕粉等。腹泻基本停止后，应坚持低脂少渣的半流质饮食或软饭，如面条、粥、烂米饭、瘦肉泥等。

只有患肠道疾病才会引起慢性腹泻吗

生活中，肠道疾病很容易引起腹泻，如感染性腹泻。虽然肠道感染通常会导致急性腹泻，但仍有部分感染会引起慢性腹泻，如肠结核、慢性菌痢、慢性血吸虫病等。非感染性腹泻，如肠易激综合征、克罗恩病等，也可能引起慢性腹泻。肠道肿瘤，如结肠癌、结肠息肉等，也可能引起慢性腹泻。

其实，除上述肠道疾病外，还有一些全身性疾病也可能会引起慢性腹泻。

胃部疾病	肝、胆、胰疾病	全身性疾病
胃癌、萎缩性胃炎等因胃酸缺乏而引起慢性腹泻；胃大部分切除伴胃空肠吻合术、胃肠瘘病等，肠内容物进入空肠过快，也可能引起慢性腹泻。	如慢性肝病、肝癌、肝硬化、慢性胆囊炎、慢性胰腺炎等，都可能引起慢性腹泻。	如糖尿病、动脉粥样硬化、食物及药物过敏、甲状腺功能亢进等，也会引起慢性腹泻。

据报道，有 700 多种药物可能引起腹泻，常见的有以下 10 类。

1. 导泻药。
2. 胆碱能药物或胆碱酯酶抑制剂。
3. 利尿剂、奎尼丁、洋地黄类药物。
4. 抗生素类药物，如新霉素、林可霉素等。
5. 促肠胃动力药物。
6. 双胍类降糖药物。
7. 含镁抗酸剂。
8. 肿瘤化疗药物。
9. 肾上腺素能神经阻滞药、降压药，如利血平等。
10. 肝性脑病用药，如乳果糖等。

慢性腹泻的两大误区

误区一：什么也不吃

很多慢性腹泻患者认为吃了就要拉，就这也不吃，那也不吃，结果身体越来越差。正确的做法是：吃些易消化的食物，忌吃生冷、辛辣刺激、肥甘味厚的食物。只有补充足够的营养，才能促进身体的恢复。

误区二：喝酒

有些人认为酒能杀死肠道里的细菌。其实喝酒会刺激肠道黏膜，导致肠道充血、肠蠕动加快、消化液分泌增加，进而加重肠道炎症，影响肠道的恢复。

坚持少渣饮食

少渣饮食即低纤维饮食，是指限制膳食中的膳食纤维，减少对肠道的刺激，减少粪便的量。可限制粗粮、豆类、蔬菜、水果、坚果等高纤维食物的摄入量；烹调时尽量将食物切碎、煮烂，使之易消化；每次进食的量不宜太多，应少食多餐。需要注意的是：低纤维饮食容易导致维生素 C 缺乏，所以不宜长期采用。

高蛋白、高能量食物应逐渐加量

因慢性腹泻病程长，且容易反复发作，所以会影响食物的消化吸收，造成体内储存的热能消耗。为了促进身体恢复，应适当摄入一些高蛋白、高能量食物，但要注意逐渐加量，如增加过快，营养素不能被肠道消化吸收，反而会加重肠道负担。

慢性腹泻补水有讲究

正常情况下，消化道里的大部分水分会被大肠黏膜吸收，但慢性腹泻时，大肠黏膜被破坏，对水分的吸收能力降低，水分被大量排出，导致患者脱水。所以慢性腹泻患者需要及时补充水分，但补水也是有讲究的。慢性腹泻期间，单纯的白开水或纯净水可能导致水中毒，引起水肿。这时，患者可以自制补液水，方法如下：1. 米汤 500 毫升，细盐 1.75 克（约半啤酒盖），搅拌均匀。2. 白开水 500 毫升，细盐 1.75 克，白糖 10 克，搅拌均匀。

补液宜及早服用，不要等到脱水了再补充，应该按照"丢多少补多少"的原则补充，且注意补液的速度和补液量。

医生叮咛

忌吃富含膳食纤维的食物和滑肠的食物

膳食纤维有通便的作用，腹泻期间不宜食用高膳食纤维食物，如糙米、燕麦、高粱米等，以免加重病情。芝麻、核桃、松子等富含不饱和脂肪酸，有润滑肠道的作用，腹泻期间排便本就频繁，因此不宜食用此类食物。

按摩天枢穴，缓解慢性腹泻

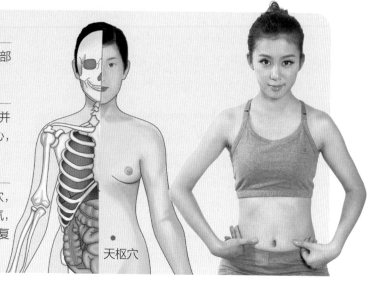

功效

增强肠道蠕动能力，提高腹部肌肉的弹性，缓解慢性腹泻。

快速取穴

拇指与小指弯曲，中间三指并拢，食指指腹贴在肚脐中心，无名指所在的位置即天枢穴。

按摩方法

用大拇指的指腹按压天枢穴，同时向前挺出腹部并缓慢吸气，然后上身缓慢前倾呼气，反复做5次。

天枢穴

小儿秋季腹泻怎么护理

秋季腹泻是9~18个月的婴幼儿常见的疾病，多发生在每年秋季，通常是轮状病毒感染引起的肠炎。秋季腹泻起病急，多是先出现呕吐的症状，不管吃什么，哪怕是喝水，都会很快吐出来。紧接着就是腹泻，便便呈水样或蛋花汤样，每天五六次，严重的十几次。腹泻的同时还伴有低热，体温一般是37~38℃。宝宝会因为肚子痛，一直哭闹，并且精神萎靡。

病情分析

秋季腹泻是一种自限性腹泻，即使用药也不能显著缓解症状。呕吐一般1天左右就会停止，有些会延续到第2天，而腹泻却迟迟不止，即便烧退下来了，也会持续排泄三四天水样的、白色或柠檬色的便便，时间稍长，便便的水分被尿布吸收后，就变成了质地较均匀的有形便，而并不只是黏液。一般需要1周或10天左右，宝宝才能恢复健康。

护理方法

1. 在护理方面，为提防宝宝脱水，可以去药店买点调节电解质平衡的口服补液盐，孩子一旦开始吐泻，就用勺一口一口不停地喂补液盐。如果吐得很严重，持续腹泻，宝宝舌头干燥，皮肤抓一下成皱褶，且不能马上恢复原来状态，就说明脱水了，此时必须去医院输液治疗。

2. 在喂养方面，起初除了喂奶还可以喂些米汤之类的流食。待呕吐停止后，如果宝宝有食欲，可以添加一些易消化的辅食、点心类。不能因为宝宝腹泻就只给孩子喂奶，这样不利于便便成形。

功能性消化不良，重在规律进食

常听人说，明明餐量正常，却出现饱胀感；有饥饿感，但进食后不久就有饱胀感，甚至还会出现上腹胀痛、上腹有灼热感、嗳气、恶心等症状。这些都是功能性消化不良的表现。功能性消化不良主要是由于胃和十二指肠功能紊乱引起的。可以通过合理饮食来调理肠胃，改善消化功能，预防和改善病情。

哪些因素可能导致功能性消化不良

1 感染幽门螺杆菌。幽门螺杆菌在酸性胃液环境中存活，且能促进胃酸分泌，导致十二指肠功能紊乱，久而久之就会形成功能性消化不良。

2 精神因素。每个人对压力的承受力不同，压力大时往往会出现焦虑、抑郁等情绪。有研究表明，经常焦虑、抑郁的人比正常人更容易患功能性消化不良。

3 有胃肠道感染病史。曾患过细菌性痢疾、阿米巴痢疾等胃肠道感染病的患者发生功能性消化不良的概率较正常人明显偏大。

4 基因差异。研究表明，患功能性消化不良的人的某些基因结构与正常人有一定程度的差异。

功能性消化不良有哪些类型

功能性消化不良根据临床症状特点，可以分为以下两个类型。

类型1：餐后不适综合征

餐后不适综合征至少要满足下面标准之一：

1. 按平时餐量进食后出现饱胀不适，且每周出现数次。
2. 早饱的感觉让患者不能按平时餐量进食，且每周出现数次。

类型2：上腹疼痛综合征

上腹疼痛综合征必须符合以下各项：

1. 至少每周出现1次中等程度的上腹疼痛或有烧灼感。
2. 上腹疼痛为间断性的。
3. 除上腹部外的腹部其他区域和胸部没有疼痛感。
4. 排便或肛门排气后上腹部疼痛不能缓解。
5. 没有 Oddi 括约肌和胆囊功能障碍。

医生叮咛

Oddi 括约肌的功能

Oddi 括约肌是包围在胆总管、胰管和共同通道外的肌肉，主要是控制胆汁、胰液的流动和防止十二指肠内食糜反流进入胰胆管。当 Oddi 括约肌功能出现障碍时，便会发生反流，可能诱发疼痛、胆汁淤积、胰腺炎等。

功能性消化不良的表现

1 餐后饱胀：因将食物排空的能力下降、胃肠蠕动减慢，导致食物长时间滞留胃肠道而引起的不适。

2 早饱感：吃点食物就感到胃部饱胀，不能按正常的餐量进食。

3 上腹部疼痛、有烧灼感。

4 其他症状，如食欲下降、呕吐、恶心等，有些患者还会伴有腹泻、便秘等症状。

功能性消化不良有哪些影响

1 餐后饱胀、早饱感、上腹部疼痛和有烧灼感等症状，可能会影响患者的进食欲望，导致患者害怕进食，长此以往会造成患者营养不良、免疫力低下，对于成长期的青少年，还会影响其正常发育。

2 长时间的功能性消化不良，会给患者造成巨大的心理压力，有些患者担心自己患了不治之症，整日恍恍惚惚的，各种负面情绪在不同程度上会影响患者的生活和工作。

哪些人是功能性消化不良的高危人群

功能性消化不良在生活中是比较普遍的，下面这些人都属于高危人群，更应引起高度重视。

1 近期新发现有消化不良症状，年龄大于 40 岁的人。

2 近半年出现没有明显原因的消瘦，体重下降大于 3 千克的人。

3 不明原因的贫血，甚至伴有呕血和便血的人。

4 腹部能摸到像包块样的可疑物体的人。

5 有胃癌、食管癌家族史的人。

患功能性消化不良需要做的四大检查

1 胃镜检查、幽门螺杆菌检查。

2 腹部超声或 CT、磁共振。

3 血液化验：如血常规、血糖、血脂、肝功能、肾功能、肿瘤标志物。

4 便便化验：如便常规、便隐血。

功能性消化不良有哪些治疗方法

1. 一般治疗：改善生活方式、调整饮食结构、远离烟酒等。

2. 药物治疗：如服用根除幽门螺杆菌、保护胃黏膜、助消化、促胃肠动力的药物。

3. 精神治疗：如果经过上面的治疗，效果不好或精神心理障碍症状较严重，则患者需进行精神治疗。

功能性消化不良的诸多疑问

Q 疑问1：幽门螺杆菌会引起功能性消化不良吗？

答：会。因为幽门螺杆菌是一种螺旋形的细菌，对生长环境有特殊的要求，它可以在胃内生存，还可能会导致胃溃疡、十二指肠溃疡，甚至胃癌。感染了幽门螺杆菌的人，可能会出现进食后上腹饱胀或疼痛等一些功能性消化不良的症状。

Q 疑问2：功能性消化不良经过治疗缓解后还会复发吗？

答：会。虽然经过个性化的治疗，一些患者的症状可能会得到不同程度的缓解，但相当多的患者受生活习惯、饮食结构、精神压力等因素的影响，病情存在波动和复发的可能。

Q 疑问3：功能性消化不良会传染吗？

答：不会。因为功能性消化不良不属于传染病的范畴，但某些可能造成功能性消化不良的因素，如幽门螺杆菌，会传染。

Q 疑问4：功能性消化不良症状的出现跟年龄有关系吗？

答：有关系。因为随着年龄的增加，餐后胃肠蠕动能力会下降、排空会延迟、消化腺体的分泌功能也会减退，所以老年人是功能性消化不良的高发人群。

定时定量，少食多餐

吃饭要有规律，并且最好少食多餐，避免过饱，以改善因胃动力不足而造成的饱胀、胃痛。

细嚼慢咽

咀嚼食物的次数越多，咀嚼越充分，分泌的唾液就越多，越能促进消化，并且食物进入肠胃后对胃黏膜也有保护作用。

适当吃一些能促进消化的食物

酸奶、山楂、苹果、菠萝、木瓜、猕猴桃、番茄、大麦茶、陈皮等食物中含有各种有机酸或分解酶，可以促进食物的消化。

肠易激综合征，放松肠道最重要

胃偶尔会给人们"捣乱"，不好好工作，出现功能性的紊乱。其实，肠道偶尔也会耍一下小性子，出现肠道功能性紊乱，也就是肠易激综合征。这是一种以腹痛或腹部不适伴有腹泻、便秘，或腹泻、便秘交替出现的常见功能性肠病，多是因为不健康的饮食和压力导致的，所以调整生活习惯可以预防和缓解肠易激综合征。

肠易激综合征判断标准

最近3个月内，每个月至少有3天出现腹痛或腹部不适，且符合下面2项或3项：1.排便时腹痛或腹部不适减轻；2.腹痛或腹部不适时伴有排便频率的改变；3.腹痛或腹部不适时伴有便便外观的改变。

为什么压力大的人容易患肠易激综合征

肠道的运动、感觉和分泌功能主要受自主神经系统和内分泌系统调节，而调控它们的中枢与情感中枢处于同一解剖部位，容易受内外环境和情绪的影响，因此，肠道是身体最敏感的器官。生活、工作压力大，情绪波动大等因素会影响神经系统，从而引起自主神经紊乱，导致肠道不适，引起肠易激综合征。压力大的人容易患肠易激综合征，具体原因如下。

1 工作压力大。有强烈的进取心，竞争意识强，常使自己处于重压之下；外部压力，如工作紧张、环境恶劣等会使人精神紧张，加重肠道负担。

2 心理疾病。每个人能承受的心理压力不同。有研究表明，抑郁、焦虑和恐惧等都可能减少肠道动力。

3 饮食不规律。三餐进食量和时间不规律，饮食结构不合理，容易造成营养不良。另外，常吃辛辣刺激的食物、过量饮酒等都会刺激肠道，加重肠道负担。

4 工作时间无规律。在时间管理上缺乏自制力，经常加班，模糊了工作和休息的时间；长期夜间工作和灯光照射等都会打乱人体的生物钟。

5 缺少与外界的联系。由于工作和个人的原因，很少与外界交流，容易产生自闭心态，增加自身的精神压力。

6 缺乏运动。工作压力大的人受主观因素影响，在身心两方面对运动的需求都不高，缺乏运动很容易减慢肠道蠕动。

适量增加有益菌的量

肠易激综合征与肠内菌群失衡存在一定的因果联系。健康人的肠道是有益菌能够有效抑制有害菌，保证肠道环境平衡。为了预防和缓解肠易激综合征，可适量增加有益菌，这样有利于调节肠道菌群平衡，确保肠道健康。其中，以乳酸菌和双歧杆菌家族的益生菌及嗜热链球菌的功效最为明显。

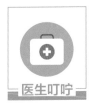

医生叮咛

限制产气食物的食用

产气食物进入肠道后，经过肠道内细菌的充分发酵，会产生大量的硫化氢、氨气等，如果蓄积在肠道中，就会减缓肠道蠕动，引起肠胀气、腹痛、便秘或腹泻等。所以应限制食用产气食物，如碳酸饮料、酒精、豆类等。

哪些药物可以用来治疗肠易激综合征

若肠易激综合征症状明显，那么应合理用药，以减轻肠道压力和精神压力，稳定患者情绪，防止病情恶化。

药物类型	作用
止泻药	对于腹泻症状严重者，洛哌丁胺或地芬诺酯止泻效果好，但不宜长期使用；症状轻者可以用吸附止泻药，如药用炭、蒙脱石等
泻药	对便秘患者可使用温和的轻泻剂来减少不良反应和药物依赖，渗透性轻泻剂如聚乙二醇、山梨醇、乳果糖等，容积性泻药如甲基纤维素等
解痉药	抗胆碱药物是可以缓解腹痛的短期对症治疗药物。匹维溴铵对腹痛有一定疗效，且副作用少
抗抑郁药	对于腹痛严重，上述治疗无效且精神症状明显者可以使用抗抑郁药
肠道微生态制剂	乳酸杆菌、双歧杆菌等制剂能缓解肠道菌群失调，对腹泻、腹胀有一定的效果

减轻压力，缓解肠易激综合征

在日常工作和生活中，要注意创造缓解压力的工作和生活环境，制订相应的缓解压力措施；多交流和沟通，适当发泄情绪，调整心态，保证心情舒畅。此外，要加强自身的修养，加强意志锻炼，提高自身心理耐受力，尽量保持心理平衡。这些都有利于放松肠道，缓解肠易激综合征。

预防大肠癌，饮食不宜太过精细

大肠癌是常见的恶性肿瘤，包括结肠癌和直肠癌，其早期症状不明显，仅仅表现为便便干结、消化不良等。随着病情的发展，会出现便秘、腹泻、腹痛、便血等症状，也会伴有贫血、消瘦和发热等全身症状。所以，平时有肠道问题的人，一定要想办法解决便秘和腹泻问题，以降低患大肠癌的风险。

哪些人是大肠癌高危人群

大肠癌的病因尚不清楚，但据临床研究显示，很可能与不良饮食和生活习惯、慢性疾病、精神压力、家族遗传等因素有关。这种疾病的高危人群有以下几类。

1 常食高脂高蛋白食物的人。因为油炸鸡腿、肥肉等高脂高蛋白的食物缺少膳食纤维，会影响肠道蠕动速度，导致粪便长时间停留在肠道内，易产生毒素，长此以往，会增加罹患大肠癌的概率。

2 长期熬夜的人。长期熬夜会导致肠道内毒素堆积，减慢新陈代谢的速度，长期下去，也易患大肠癌。

3 长期便秘、便血的人。长期便秘会导致便便干结，且毒素堆积在肠道内，如此循环往复，严重者会诱发便血，而便血可能是癌前预警。

4 患相关慢性疾病的人。虽然某些慢性肠道疾病不一定会发展为癌症，但是临床显示，有大肠息肉的患者、有10年以上慢性溃疡性结肠炎的患者得大肠癌的概率比普通人高。此外，如长期慢性阑尾炎、胆囊炎等也可能增加罹患大肠癌的风险。

5 长期精神抑郁的人。生活、工作、学习压力大都可能导致个人出现精神紧张现象，严重者可能会出现抑郁、焦虑等现象。心理上的这种不适感往往会导致腹痛、腹泻、肠道蠕动不正常、排毒功能异常，从而增加患大肠癌的风险。

6 有家族遗传史的人。大约有近1/4的大肠癌由遗传因素所致。如家族中有遗传性非息肉病性结直肠癌等病史的人，其患大肠癌的风险高于一般人。

7 年龄超过40岁的人。大肠癌可发生于任何年龄，但临床病例显示，90%以上患者的年龄大于40岁。由此可知，这个年龄段的人是大肠癌的高发人群。

饮食不宜太过精细

日常饮食不宜过于精细，因为精米白面含糖量高，可能会影响甘油三酯或血糖的水平，可直接或通过胰岛素等多种激素间接作用于大肠上皮细胞，促进癌变，诱发大肠癌。因此，要预防大肠癌，日常饮食可以粗细粮搭配食用，且粗粮应占主食的 1/3~1/2。

坚持高纤维饮食

在正常饮食中增加膳食纤维，保证每日膳食纤维摄入量不低于 30 克，这样可以增加粪便体积及含水量、刺激肠道蠕动、降低肠管内压力，促进粪便中胆汁酸和肠道有害物质的排出，预防直肠癌的发生。高纤维食物有豆类、燕麦、薏米、糙米、荞麦、芥蓝、芹菜、菠菜、西蓝花、苹果、梨、桃等。

适量喝些酸奶

几乎所有便秘或腹泻患者都存在肠道菌群失衡的现象。所以适量喝些富含有益菌的酸奶，是缓解肠道不适的好方法。酸奶中的有益菌可以阻止肠道内的有害菌，促进体内有益菌的生长繁殖，恢复肠道菌群平衡，改善肠道环境，促进肠道蠕动，帮助排便。

淀粉类食物不可少

淀粉在预防肠癌方面有独特的作用。当淀粉进入结肠后，就会被有益菌分解，且会将废物加速从消化道排出。此外，淀粉类食物往往含钾丰富，能维持肠道神经肌肉的兴奋性，有利于便便排出。

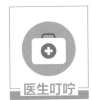
医生叮咛

远离高脂肪饮食

过量食用动物脂肪会增加肠道负担，容易使脂肪代谢产物堆积，产生致癌物质，进而诱发大肠癌。因此，要尽量远离高脂肪饮食。

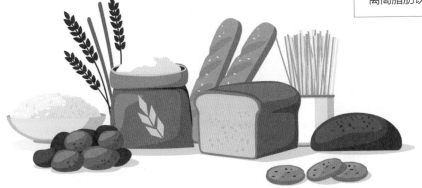

大肠癌早期筛查，你需要了解

大肠癌的高危人群，如 40 岁以上男性、家族性多发性肠息肉患者、溃疡性结肠炎患者、慢性血吸虫病患者及有大肠癌家族史的人应定期检查，警惕大肠癌的预警讯号及早期症状，如便便习惯改变，腹泻、便秘交替出现，便便带血或黑便，便便形状变扁变细等。

1

第一步，病史的采集

主要是注意排便的现状，有没有血便、有没有黏液便，是否伴有腹痛等。

2

第二步，肛门指检

因为 50% 的大肠癌集中在直肠，而直肠里又有 50% 的癌细胞集中在中低位置，所以做大肠指检和直肠指检，能够发现大部分的大肠癌。

3

第三步，排便的潜血实验

如果肉眼看不到便便中带血，但化验显示有血，可能存在潜在的危险。

4

第四步，肠镜检查

提到肠镜检查，很多人都会恐惧，但肠镜检查是早期发现大肠癌非常重要的手段。此外，化验检查里有一个特别的指标，就是癌胚抗原（CEA），如果这个指标比较高，那么这个人患有大肠癌的概率就高。

急慢性阑尾炎，慢点进食

一说到阑尾炎，大家的反应就是疼起来真是要命。它多是因为肠子被堵、食物残渣误入阑尾、细菌感染等原因导致的炎性改变，也可以说是一种"堵"出来的疾病。其典型的表现有腹部剧痛、肠胃道症状及右下腹压痛、腹肌紧张和发热等。这种疾病的术后护理不可忽视。

哪些人容易患急性阑尾炎

1 小儿。小儿急性阑尾炎是一种小儿外科急腹症，发病快、病情重、穿孔率高、并发症多。1岁以内婴儿发生急性阑尾炎穿孔的概率几乎是100%，2岁以内为70%~80%，5岁时为50%，且小儿急性阑尾炎的死亡率为2%~3%。由于小儿检查时常不配合，导致腹部是否压痛、程度如何不易确定，确定后应遵医嘱切除阑尾。

2 老年人。随着年龄的增大，老年人抵抗力下降，血管硬化，阑尾壁变薄，约1/3的病人就诊时阑尾已穿孔。此外，老年人反应能力弱，腹肌萎缩，即使阑尾炎已穿孔，腹部压痛也不明显，很容易误诊。

3 孕妇。对于妊娠期急性阑尾炎的治疗，原则上应从孕妇安全出发。

孕1~3月	治疗原则和一般成人相同，应及时切除阑尾
孕4~7月	症状严重者以手术治疗为好
孕8~10月	若患急性阑尾炎，约50%的孕妇可能早产，甚至可能导致胎儿死亡，手术时尽量减少对子宫的刺激

规律饮食，避免暴饮暴食

如果日常饮食饥一顿饱一顿，很容易导致胃肠道排空和充盈失去固定的规律，不利于肠道的正常蠕动，容易导致肠道堵塞，引起阑尾炎，所以要养成规律的饮食习惯。此外，也不要暴饮暴食，否则会加重胃肠负担，引起阑尾炎。

慢点进食，多咀嚼一会儿

进食时狼吞虎咽，食物很难被充分地消化和吸收，容易堆积在肠道内，增加肠道负担，而细嚼慢咽能够让食物被充分地消化和吸收，方便食物残渣顺利通过肠道，且减少进入盲肠的食物残渣，有利于预防慢性阑尾炎的发生。

适量补充黄金双歧因子

黄金双歧因子含有大量水溶性膳食纤维，能加强胃肠蠕动，促进代谢废物排出，清除肠道垃圾，有效预防肠道炎症。此外，黄金双歧因子能加速双歧杆菌的繁殖，抑制有害菌的生长，恢复肠内菌群的微生态平衡，保持胃肠功能正常，也有利于预防慢性阑尾炎的发生。

专题

不知如何是好时
应及时就医

· · · · · · · · · ·

当肠道出现问题，无论从饮食上想办法，还是使用一些药物，都不能解决时，应及时就医，让医生进行详细的检查，然后对症治疗。

趁着病情没有恶化，及时就医最保险

曾有一位女士，长期处于便秘的状态，经常一两个星期不排便，但最近出现1个月未排便，吃药也不行，最后才到医院进行治疗。医生通过 X 光检查发现，她的肠道内积满了硬邦邦的粪便。通过药物、运动、按摩等方法，最后才将粪便排出来。

当我们出现便秘的情况，吃了一些药还无法解决时，最正确的做法就是及时就医。

此外，还有一些自以为是的人，单凭自己的判断而乱用药物，导致肠道问题更加严重，甚至威胁到生命安全。所以当我们不知道如何是好时，应该及时就医，然后对症治疗。

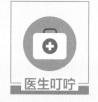

医生叮咛

处方药为指定药物

处方药是医生根据患者的肠道情况，药物的种类、数量、作用强弱等因素，选择的最适合患者的药物。

医院对排便异常的治疗

医生会在认真检查肠道状态的基础上，给予适当的生活指导，开出处方药，最终让肠道变得清洁。

对目前肠道问题不知如何是好的应对：泻药、高压灌肠等	确认是否是由疾病引起的便秘、腹泻等	饮食、运动、按摩等，药物治疗	在确认了治疗效果后，应该逐渐减少药量，直到停药	如果达到从生活方面调整就能解决肠道问题的标准，可以考虑出院，回家自己调养

PART

8

不同人群养肠胃

儿童胃肠道娇嫩，注意预防护理

从小保护好宝宝的肠道，宝宝长大后就会少生病。婴儿从出生开始，咀嚼能力逐渐加强，消化系统也逐渐发育成熟。胎儿期，消化道内是无菌的，出生后 24~48 小时，肠道内就出现了细菌，宝宝越大，肠道菌群就越复杂，一般到 2 岁的时候，肠道菌群已经接近成年人的数量。要根据宝宝不同阶段的生长发育特点，合理喂养。

宝宝出现胃肠虚弱，除了先天的原因，更多的是后天的影响，如长期饮食不规律，过多进食生冷、不易消化的食品等。一般会出现面色发黄、头发稀疏、身体消瘦、指甲薄脆易断等；严重的还会出现发作性脐周痛、便便增多等症状。

不同阶段养肠道怎么吃

月龄	养肠道吃法
0~6 个月	1. 母乳是最好的食物，最适合宝宝娇嫩的肠道，所以纯母乳喂养的宝宝很少出现消化道问题。因此，保护宝宝的肠道，应尽可能纯母乳喂养，母乳不足时，再考虑添加配方奶粉 2. 配方奶粉的成分接近于母乳，其中添加了一些婴幼儿生长发育必需的成分，但 3 个月内的宝宝肠道比较娇嫩，只能选择含蛋白质较低的婴儿配方奶粉。对于 4~6 个月的宝宝，随着消化吸收功能的完善，可以吃一些含蛋白质较高的婴儿配方奶粉，以满足婴儿身体的需求
7~12 个月	可以让宝宝逐渐接受固体食物了，要及时添加辅食。宝宝辅食的第一选择以婴儿米粉最佳，然后逐渐添加品种，顺序一般为菜泥、水果泥、鱼泥、肉泥等。辅食添加要循序渐进，从少到多，从稀到干，从细到粗
1 岁 ~2 岁	食物种类多一些，以营养、易消化食物为主，逐渐养成进食规律。1 岁以后，孩子能接受的食物种类越来越多，应尽量多变花样，荤素搭配。孩子从小能顺利接受多种食物，长大后就不容易挑食、偏食。要让宝宝养成按顿吃饭的习惯，促使肠胃消化形成规律
3 岁及以后	宝宝 3 岁以后的饮食基本趋于成人，但家长在食材选择和烹饪方法上要注意结合孩子的发育特点。这个时期是帮助孩子建立良好饮食习惯的关键期，要控制零食

0~3岁宝宝养肠胃细节

6个月以后多给宝宝吃富含铁的辅食

6个月以后，宝宝从母体中获得的铁基本耗尽，需要从辅食中补充，这时可以从添加强化铁的米粉中获取，也可以陆续添加鱼泥、肉泥、肝泥等含铁丰富的动物性食物。

1岁以内的宝宝不吃盐，1~3岁的宝宝少吃盐

1岁以内的宝宝饮食不要加盐，因为盐会增加肾脏、肠道负担，还会影响宝宝的味蕾发育。1~3岁的宝宝饮食可以少量加盐，但不要以大人的口味衡量，一定要比大人的用盐量低，以免使孩子养成口味重的饮食习惯。

1~3岁注重补锌，增强宝宝食欲

这个时期的宝宝缺锌比较严重，往往表现为食欲减退，甚至免疫力低下、生长迟缓。因此，应在饮食上注意补锌，牡蛎、扇贝、虾等海产品中含锌丰富，可以适当食用。

1~3岁食物种类多样化，以清淡易消化食物为主

1岁以后宝宝的饮食种类要丰富，蔬菜、水果、肉、蛋等要均衡搭配，最好单独加工制作，以易消化食物为主，多采用蒸、煮、炖等烹调方式。

调理儿童肠胃的食材

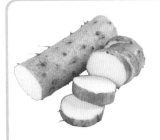

山药
补中益气的食材，特别适合肠胃虚弱的孩子食用。

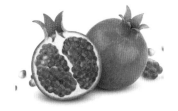

石榴
生津止渴、收涩止泻，适用于小儿口渴咽干、小儿疳积、久泻脱肛、肠虫腹痛等症。

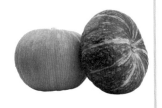

南瓜
补中益气、消炎止痛、解毒杀虫，对肠胃虚弱有很好的食疗作用。

孩子腹泻，摸摸肚子就管用

小儿腹泻是一种消化道疾病，四季皆可发生，夏、秋季较多见。慢性腹泻往往会导致营养不良、生长发育迟缓等症。

摩腹

精准定位： 整个腹部。

推拿方法： 家长以右手中间三指逆时针推拿孩子腹部3分钟。

取穴原理： 中医认为，腹部是气血生化之源。此方法可以帮助消化、缓解腹泻问题。

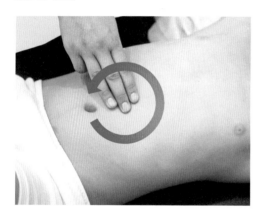

揉脐

精准定位： 脐中心。

推拿方法： 以一手掌根按揉孩子脐部1~3分钟。

取穴原理： 揉脐可温阳散寒、补益气血、健脾和胃、消食导滞。主治各种腹泻。

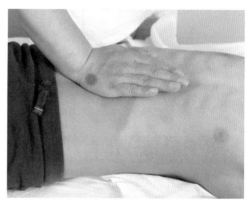

推拿大肠经

精准定位： 食指桡侧缘，从食指指尖到虎口的一条纵向连线。

推拿方法： 用拇指指腹从孩子食指尖直推向虎口100~300次，称为补大肠；从虎口直推向食指尖100~300次，称为清大肠。补大肠和清大肠合称推大肠。

取穴原理： 补大肠能温中止泻，清大肠能清利肠腑。主治孩子便秘、腹泻等症。

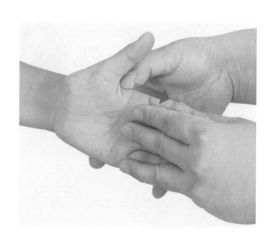

老年人身体功能退化，肠道保健讲究多

老年人肠道功能下降，同时还可能伴有饮食不当、营养吸收不良、各脏腑功能失调及睡眠困难等，这些因素相互作用导致肠道更加虚弱。一般会表现为厌食、食欲下降、胃部易饱胀、少气懒言、口臭、便便干燥，以及身体倦怠、面色发黄、免疫力下降等多种症状。

调理要点

1. 饮食宜清淡、易消化，少油腻。
2. 注意补充维生素和钙质，增加新鲜蔬果的摄入量，以提高自身的免疫力。
3. 适当多喝些酸奶，增加体内有益菌的水平，改善胃肠道的蠕动功能。
4. 饮食不要过凉、过热，以避免伤及胃肠黏膜。
5. 适当运动，促进消化和气血流通。

饮食原则

养成良好的饮食习惯

首先，饮食要有规律、定时定量，每餐吃七分饱即可，避免暴饮暴食或过饥过饱。高龄老人还应少食多餐，以减轻胃肠负担。其次，进食时要细嚼慢咽，以促进消化，减轻胃肠负担。

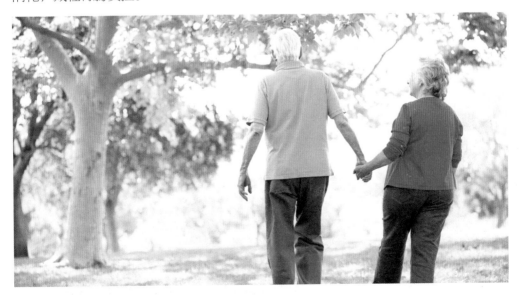

食物要粗细搭配，易于消化

老年人的消化功能、咀嚼能力都较弱，所以食物应细、软、松，既给牙齿咀嚼的机会，又便于消化。但食物不宜过精，应该粗细粮搭配，例如将燕麦、玉米与大米、小麦等混着吃。

多吃高蛋白、低脂肪的食物

鱼肉、去皮鸡肉、蛋类、豆制品等食物富含优质蛋白质，老年人可适量食用。为减少脂肪的摄入量，老年人宜吃植物油，少吃肥肉及动物油，以减轻肠胃负担。

适当多吃些新鲜蔬果

新鲜蔬果含较多的膳食纤维、维生素和矿物质，可以促进食欲，帮助消化吸收，润肠通便。

适当多吃有润肠效果的食物

便便干燥是中老年人的常见病，便干易引起便秘、痔疮等问题，而有心脏病的老人排便时如果过于用力还会增加心脏负担。所以，老年人应多吃一些有润肠效果的食物，如香蕉、蜂蜜、芝麻、核桃、花生等。

多吃温热、清淡的食物，少吃生冷、过咸的食物

老年人多喜暖怕凉，故应吃温热的食物，不可过多食用生冷的食物；吃得太咸会刺激胃黏膜，所以老年人宜减少盐的摄入量，每日盐摄入量最好控制在 5 克以内。

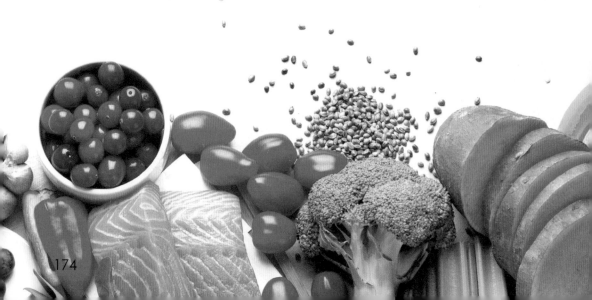

多饮水

体内缺水会使唾液、胆汁、胃液等消化液的分泌量减少，导致消化功能障碍。

因此，老年人应该养成多喝水的习惯，坚持每天饮水 1500~1700 毫升，并在每天清晨和睡前适量饮用温开水。

让肠道活跃起来，扭扭腰就管用

生命在于运动，老年人运动少会导致胃肠道血液流通不畅。扭腰运动可促进肠蠕动，简单便捷，不受场所限制，但刚刚吃饱饭时不要做。

1. 站立后，两脚分开，与肩同宽，放松上身。

2. 将腰部最大限度地转向一侧，然后再转回来，再转向另一侧，如此反复。

功效：扭腰可以对腹腔内的肠道进行挤压，促进肠道蠕动。该运动对便秘、失眠都有好处。

注意事项：每天早、中、晚各做 1 次，每次 100 下。尤其适合肠胃功能不佳者做。

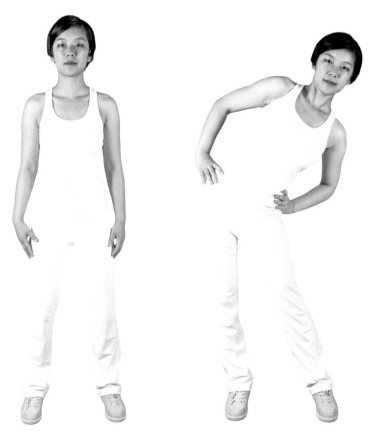

女性肠胃最怕冷，瘦身节食要有度

女性出现肠胃虚弱，除了节食外，还有很多影响因素，如天气变冷、压力过大、劳累、情绪不稳等，时间一长，容易损伤肠胃，造成身体抵抗力下降。再加上很多女性本身体质偏寒，因此容易造成胃肠道功能受损。一般会表现为易疲劳、腹部肥胖、四肢发凉、便便稀薄，或者出现四肢水肿、怕冷、白带异常等症状。

调理要点

1. 规律饮食，三餐定时定量，不暴饮暴食，不偏食。

2. 荤素合理搭配，多吃新鲜蔬果、豆类等，满足身体需要的同时，还可避免便秘。

3. 保持良好的情绪，注意调整自己的心情，不过忧过喜。

4. 注意保暖，避免受凉，胃部发冷可以服用生姜茶来缓解。

孕期饮食原则

怀孕后，由于体内激素水平的变化，女性的乳房、子宫等器官会出现很多变化，肠道也会出现一些不适症状。而胃肠主管人体内的消化吸收，孕期正是"一人吃两人补"的阶段，如果调养不好，就会影响营养的吸收和胎宝宝的生长发育，因此一定要重视肠道的调养。

1. 饮食宜清淡。特别是孕早期，很多孕妈妈胃口不佳，甚至反胃、呕吐，此时宜吃些清淡、易消化且能减轻呕吐症状的食物，如米饭、烤面包、苏打饼干等。比较干的食物能减轻恶心、呕吐症状。但感觉舒适时，要及时补充多汤汁的食物，以补充因呕吐失去的水分。

2. 少食多餐。怀孕以后，子宫不断增大会逐渐挤压胃部，尤其孕晚期，会明显感觉胃部不适，而少食多餐可有效减轻胃部不适，也利于肠胃的吸收。

3. 多吃新鲜的蔬果。孕期吃些新鲜蔬果不仅可以开胃、增进食欲，还可以补充膳食纤维、维生素和矿物质，预防便秘。

4. 多喝温水。孕期每天至少喝 1500 毫升温水，可以促进排便，预防孕期便秘。

5. 适当吃一些预防便秘的食物。由于子宫压迫肠胃，消化功能降低，孕妈妈容易发生便秘，所以要多吃富含膳食纤维的食物，如燕麦、玉米、菠菜、芹菜、土豆、冬瓜、苹果、梨、香蕉、芝麻、核桃等。

6. 少吃易胀气的食物。由于孕期肠道蠕动减弱，肠内气体容易积聚在腹部，引起腹胀，因此，孕期宜少吃豆腐、土豆、红薯、菜花等易胀气的食物，以免加重腹胀。

孕期常见的肠道不适及应对策略

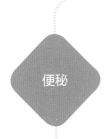

从怀孕初期到怀孕晚期都有可能出现，因增大的子宫压迫肠道，肠胃蠕动变慢，食物的消化时间变长，粪便在肠道的停留时间延长。
应对措施：
1. 适当摄取富含油脂和膳食纤维的食物，如腰果、糙米、芹菜等，以加速肠胃蠕动
2. 严重便秘者要遵医嘱适当服用药物，以免便秘严重引起宫缩
3. 养成每天散步的习惯

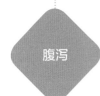

一些孕妈妈常常会出现腹泻的情况，进而肠道蠕动加快，甚至引起肠痉挛，这些会刺激子宫收缩，甚至导致早产、流产等。应对措施：
1. 三餐要定时、定量，且清淡饮食、少油腻，多喝水
2. 注意谷豆类、蔬果类、蛋奶类、肉类四大类食物的搭配
3. 冷热食物分开食用，且吃完热食不要立即吃凉的，如果非要吃，最好间隔 1 小时
4. 生熟分开，在外就餐或点餐时要注意食品安全
5. 忌吃容易引起腹泻的食物
6. 孕期腹泻不论食疗，还是用药，都要在医生的指导下进行

产后饮食原则

1. 少食多餐，每日 5~6 餐。产后肠胃功能较弱，蠕动缓慢，如一次进食过多过饱，会增加肠胃负担。而少食多餐不仅有利于食物的消化吸收，还能保证摄入更多的营养。

2. 食物多样化，荤素搭配要合理。如果吃过多的油腻食物，如浓鸡汤、猪蹄等，不利于肠胃的消化；如果不吃蔬果，会造成维生素和膳食纤维摄入过少，容易引起便秘、上火等，对哺乳也不利。

3. 清淡少油，保证营养。产后既要恢复体力又要哺乳，因此，产妇的饮食要清淡少油，以利于肠胃的消化吸收，同时增加鱼、瘦肉、蛋、奶、海产品的摄入，以补充各种营养素，为婴儿提供优质的母乳。

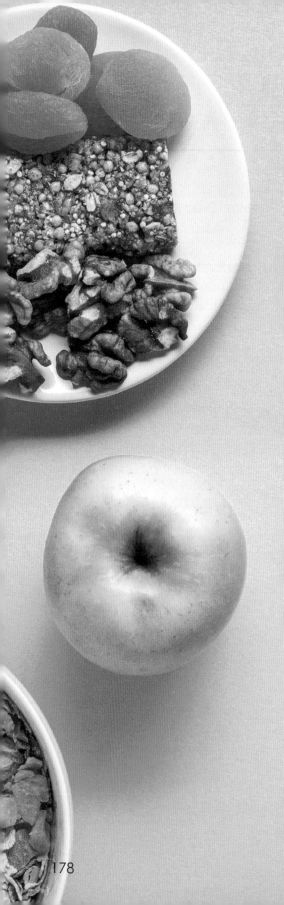

4. 烹调时宜多采用蒸、炖、焖、煮等方法。这些烹饪方法用油少，且菜肴比较软烂，利于产后虚弱的肠胃消化吸收。

5. 适当吃一些富含膳食纤维的食物。产后，产妇的身体虚弱，排便的力量减弱，饮食上增加膳食纤维的摄入，可以软化粪便，达到润肠通便的作用。富含膳食纤维的食物有芹菜、菠菜、卷心菜、香菇、金针菇、海带、苹果、香蕉、核桃、花生等。

更年期饮食原则

一般女性在 45~55 岁会进入更年期。更年期的人在生理、情绪、心理等方面都会发生很大变化，加之肠胃功能正在逐渐减退，一旦饮食不当，就会导致消化吸收功能紊乱，引发一系列的肠胃疾病。

1. 多吃富含优质蛋白质的食物。瘦肉、鱼类、蛋类、奶类、大豆及豆制品等多吃一些，有助于缓解更年期各种不适症状。

2. 多吃富含膳食纤维和维生素的食物。粗杂粮、新鲜蔬果等，具有促进食欲、润肠通便的作用，可有效改善更年期食欲不振、消化不良、便秘等症状。

3. 养成良好的饮食习惯。每天定时定量用餐，细嚼慢咽，不暴饮暴食，以保护肠胃的健康。

4. 尽量减少高脂、高糖、高盐食物及酒、咖啡等的摄入。这些食物都会对肠胃造成不同程度的损伤，容易引发多种肠胃病。

男人关注直肠，别让癌症找上门

竞争压力大、经常大鱼大肉、暴饮暴食、酗酒、抽烟、劳累过度、缺乏锻炼等，都是影响男性胃肠道功能的主要原因。常表现为食欲不良、容易困乏、头昏脑涨、记忆力下降、肥胖、胃痛、呃逆、饮食后腹部不适、舌淡苔白等。

调理要点

1.饮食有规律，避免暴饮暴食，不酗酒。

2.适当运动，增强体质，促进肠道的血液循环，维持正常的功能。

3.戒烟。吸烟还会使肠道功能紊乱，造成蠕动亢进或抑制，加重腹泻或便秘症状。

4.保证足够睡眠，调整好心情和生活习惯。

饮食原则

营养搭配要均衡，多吃新鲜蔬菜、水果和粗粮

营养均衡才能维持胃肠的正常功能，提高身体的抗病能力；新鲜蔬菜、水果和粗粮中的膳食纤维、维生素和矿物质的含量高，多吃一些，既能增进食欲、促进消化，又能清肠利便、预防肠道疾病。

饮食有规律，定时定量，切忌暴饮暴食

很多成年人饮食都没有规律，有时间就吃，没时间就不吃，爱吃的就大吃一顿，不合口味时就饿一顿，这样很容易导致胃肠功能紊乱，久而久之容易引发消化系统溃疡。一日三餐应该定时定量，千万不要暴饮暴食。

细嚼慢咽，保持精神愉快

食物嚼得越细越烂，胃的负担越小，食物越好消化。吃饭时要保持精神愉快，这样有利于食物的消化吸收。

少吃辛辣刺激性食物，少喝酒和浓茶

辣椒、芥末等辛辣刺激性食物及酒精都要尽量避免。

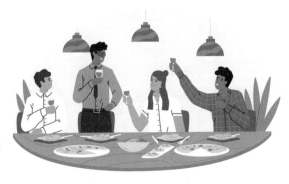

这些食物适合常食

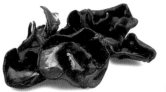

木耳

木耳中的胶质可吸附残留在人体消化系统内的灰尘、杂质及放射性物质，将之排出体外，具有清胃、涤肠、防辐射的作用，是男性保养肠胃的佳品。

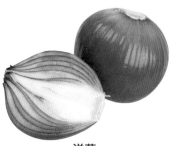

洋葱

洋葱可健胃润肠、消食理气，对食欲不振、消化不良、积食、便秘等都有很好的食疗作用。

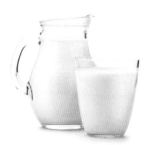

低脂牛奶

男性每天喝两杯低脂牛奶，既可保养肠胃，又能预防骨质疏松。

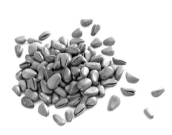

松子仁

松子仁含有丰富的不饱和脂肪酸和维生素 E，能够帮助消化，减轻肠胃压力，调理胃溃疡。同时，松子仁中还含有健脑成分，可增强脑细胞代谢，非常适宜经常用脑的男性食用。

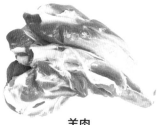

羊肉

羊肉不仅能温补脾胃、提高机体免疫力，还能清心明目，缓解上班族因用眼过度产生的疲劳。

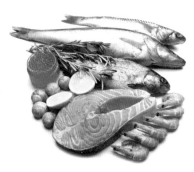

鱼类、贝类

鱼类、贝类含有丰富的蛋白质及钙、锌、硒等成分，能保护胃黏膜、增强肝脏解毒功能，适宜经常应酬喝酒的男性食用。

绿色蔬菜

油菜、芹菜等绿色蔬菜中含有丰富的膳食纤维和维生素，可帮助人体消化吸收，增强胃肠动力。

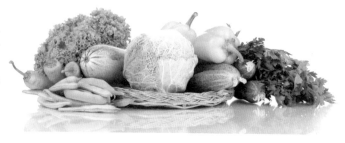

肠道饮食调理

普通饮食

普通饮食通常是指一些固体类食品，如米饭、花卷、包子、馒头、饼、蔬菜、水果等。普通饮食与正常人的日常饮食基本相同。在消化道疾病患者中，使用此种饮食的患者最多。

适应人群

适合体温正常、咀嚼能力正常、消化功能无障碍，在治疗中无特殊饮食要求，没有饮食限制的患者。

膳食原则

- 热量：每日 1800~2200 千卡。
- 食物要色香味俱全并经常换菜品，以刺激食欲。
- 少食难消化、刺激肠胃、易引起胀气的食物。

软食

软食介于普通饮食与半流质饮食之间，比普通饮食易消化，食物在烹调时要切碎、煮软、炖烂，使之少渣滓、易咀嚼、易消化吸收。

常见的软食有面条、馄饨、包子、豆腐羹、蒸肉、菜泥等。

适应人群

低热、消化能力差的患者；肠道疾病如痢疾、急性肠炎恢复期患者，肛门、结肠及直肠术后患者等。

膳食原则

- 营养上的要求与普通饮食基本相同，每日总热量 1800~2200 千卡。
- 主食中的面条、米饭等要比普通饮食更加软烂。
- 副食应鲜美可口、软烂滑嫩；少用生冷及富含膳食纤维的蔬菜，如芹菜、韭菜等。
- 长期食用软食的患者，因蔬菜及肉类必须切碎煮烂，故维生素和矿物质损失较多，所以应额外多饮用一些纯果汁和新鲜蔬菜汁。
- 忌食煎炸、坚硬的食物，忌用辛辣刺激的调味品。

半流质饮食

半流质饮食是介于软食和流食之间的饮食，比软食更加稀、软、烂，呈半流质状态，含膳食纤维少，易于咀嚼和消化。

常见的半流质食物有粥、面片汤、荷包蛋、豆腐脑、乳酪等。

适应人群

发热、口腔疾病、咀嚼吞咽困难和消化道疾病的患者，手术前后及病情危重的患者，身体比较虚弱或暂时需食用稀软食物的患者等。

膳食原则

- 每日总热量控制在 1600 千卡左右，如热量过高，则体质虚弱者不易接受。
- 少食多餐，每隔 2~3 小时进餐一次，每日进餐 5~6 次。
- 食物品种要多样化，以促进食欲。
- 避免过冷或过热的食物，少吃煎炸、熏制、坚硬、富含膳食纤维的食物。

流食

流食，即流质食物，指食物呈液体状态或是在口腔内能化为液体，具有无渣滓、无刺激性的特点，比半流质饮食更易于吞咽和消化。

常见的流食有米汤、鲜果汁、牛奶、豆浆等。

适应人群

急性重症、极度衰弱、无力咀嚼食物的患者，高热患者，急性胃肠炎、食管狭窄等疾病患者。

膳食原则

- 流食所提供的热量、蛋白质及其他营养素均不足，因此只能短期或仅在过渡期食用，如果长期食用，则必须及时增加热量、蛋白质等营养素的摄入量，比如添加营养流食、肠内营养制剂等。
- 少食多餐，每日进食 6~7 次。
- 忌任何刺激性食物及调味品。

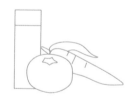

高纤饮食

高纤饮食也就是多渣饮食，是一种增加膳食纤维含量的饮食。

常见的高纤食物有：魔芋、红薯、土豆等薯类；黄豆、黑豆、红豆、绿豆等豆类；松蘑、香菇、银耳、木耳、海带等菌藻类；山楂、红枣、苹果、梨、菠萝、猕猴桃等水果；黑芝麻、松子、杏仁、核桃等坚果；芹菜、菜花、菠菜、韭菜等蔬菜。

适应人群

罹患无张力便秘、肠息肉、无并发症的憩室病等需要增加膳食纤维量的患者。

膳食原则

- 每日膳食纤维摄入量应为25~35克。
- 在补充膳食纤维的同时，要补充足够的水分，以帮助食物消化。
- 菜叶、菜梗，如芹菜叶、菜花梗及水果皮等，膳食纤维含量很高，最好不要丢弃。
- 每日膳食纤维的摄入量不宜超过35克，否则会影响食物中钙、镁、锌、铁等营养素的吸收。

低纤饮食

低纤饮食即少渣饮食，是指膳食纤维含量少、易于消化的饮食。

常见的低纤食物有：粥、烂饭、软面条、面包等主食；瘦肉泥、鸡肉泥、豆腐脑、豆浆、胡萝卜泥、西瓜汁等副食。

适应人群

胃肠道术后恢复期的患者，各种急性肠炎、结肠憩室炎、痢疾及肠道肿瘤患者，肠道或食管管腔狭窄、食管静脉曲张等患者。

膳食原则

- 限制粗粮、豆类、蔬菜、水果、坚果等高膳食纤维食物的摄入量。
- 烹调时尽量将食物切碎、煮烂，使之易消化；忌油炸、油煎；禁用辣椒、芥末等辛辣刺激性调味品。
- 注意每次进食的量不宜太多，应少食多餐。
- 低纤饮食容易缺乏维生素C，所以不宜长期采用。如果需要长期采用，则应补充维生素C制剂，具体可遵医嘱。

限脂肪饮食

限脂肪饮食是一种限制脂肪供给量的饮食，具体还可以分为4种：1.完全不含脂肪的纯糖类饮食；2.严格限脂肪饮食，脂肪总量每日不超过20克；3.中度限脂肪饮食，脂肪总量每日不超过40克；4.轻度限脂肪饮食，脂肪总量每日不超过50克。

常见的限脂肪饮食有糙米、燕麦、玉米、带鱼、羊瘦肉、鸡胸肉、脱脂牛奶、豆腐、冬瓜、黄瓜、白萝卜等。

适应人群

肠黏膜疾患、胃切除、肥胖症、高脂血症、急慢性胰腺炎等患者。

膳食原则

- 限制脂肪的摄入量，选用含脂肪少的食物。
- 忌食胆固醇含量高的食物，如动物内脏、蛋黄等；忌食高脂食物，如肥肉、动物油、奶油、花生等。
- 应减少烹调用油，烹调时可采用蒸、煮、卤、拌、氽、炖等方法，禁用油煎、油炸、爆炒等方法。

限糖类饮食

限糖类饮食是一种限制糖类（碳水化合物）的类型及含量的饮食。这种饮食可预防和治疗倾倒综合征，还可以使患者在术后得到足够的营养。常见的限糖类饮食有米汤、菜汤、稀藕粉、蒸蛋羹、清蒸鱼、清炖鸡、瘦肉丸子、清炒各种新鲜蔬菜等。

适应人群

胃部分切除术后患者，幽门括约肌术后患者。

膳食原则

- 宜选择少淀粉、高蛋白、中等脂肪且富含维生素的食物。
- 少食多餐，每日6~7餐；注意细嚼慢咽，以利于肠胃消化。
- 每餐根据患者耐受情况，由少到多循序渐进。比如手术后开始进食时，只能进食蒸鸡蛋、鸡汤粥、稠米汤等半流食；当患者适应这些后，可进食固体食物，但要注意干稀分开，如三餐主食吃固体食物，加餐时可适当吃一些汤粥类食物。